Las fantásticas Interleucinas

Rol en las Inmunodeficiencias, Hipersensibilidad y Autoinflamación

Autor – Editor: Juan Carlos Aldave Becerra

Jr. Domingo Cueto 371, Dpto. 301, Lince

Lima – Perú

Telf. 948-323-720

jucapul_84@hotmail.com

COPYRIGHT. No se autoriza la reproducción parcial o total del contenido de este libro.

Primera Edición: Febrero 2017

ISBN: 978-1547028337

Febrero 2017

PRÓLOGO

En la década de 1970, mientras llevaba el curso de Inmunología, habían muchísimas preguntas no contestadas referentes a cómo se comunicaban nuestras células de defensa. Tenían que comunicarse pero... ¿cómo?

40 años después tengo el privilegio de tener el presente libro entre mis manos: "Las Interleucinas". Al revisarlo vinieron a mi memoria las palabras de un rey: "Te alabaré; porque formidables, maravillosas son tus obras; estoy maravillado, y mi alma lo sabe muy bien"[1].

Mientras avanzo por las páginas de este texto innovador, puedo entender de una forma sencilla, amena y clara cómo las interleucinas o "proteínas mensajeras" comunican las células de nuestro sistema de defensa, y la importancia vital de una comunicación correcta. Gracias Juan Carlos, mi hijo, por este excelente trabajo.

"Jehová te bendiga, y te guarde; Jehová haga resplandecer su rostro sobre ti, y tenga de ti misericordia; Jehová alce sobre ti su rostro, y ponga en ti paz"[2].

Bertha Becerra Sánchez

---

[1] Salmo 139:14 Omnipresencia y omnisciencia de Dios. La Santa Biblia RV 1960.

[2] Números 6: 24-26. La Santa Biblia RV 1960.

Desde que nacemos muchos microbios peligrosos y células malignas amenazan nuestra vida. Por ello, necesitamos tener diversas células y moléculas capaces de defendernos. A nuestro sistema de defensa lo llamaremos sistema inmunitario, y a las células que nos defienden inmunocitos.

Los inmunocitos son muy fuertes y poderosos para atacar a las amenazas. Sin embargo, aprenden a tolerar algunas moléculas como proteínas propias, microbios buenos, alimentos y sustancias inofensivas.

Los inmunocitos se comunican entre ellos y con otras células a través de unas proteínas llamadas interleucinas. En este libro conoceremos la importancia de las interleucinas y su rol en la salud y en la enfermedad.

Índice

Capítulo 1	Yola y Tola, las interleucinas 1α y 1β	5
	Dr. Juan Carlos Aldave	
Capítulo 2	Elva, la interleucina 2	7
	Dr. Juan Carlos Aldave	
Capítulo 3	Mili, la interleucina 3	9
	Dr. Juan Aldave, Dra. Hilda Deza, Dra. Janett Díaz	
Capítulo 4	Sabri, la interleucina 4	11
	Dr. Juan Carlos Aldave	
Capítulo 5	Ale, la interleucina 5	13
	Dr. Juan Aldave, Dr. Héctor Núñez, Dra. Nadia Herrera	
Capítulo 6	Lucy, la interleucina 6	15
	Dr. Juan Carlos Aldave, Dr. Aldo Munayco	
Capítulo 7	Betsy, la interleucina 7	17
	Dr. Juan Carlos Aldave, Dr. Joel Calero	
Capítulo 8	Silvia, la interleucina 8	19
	Dr. Juan Carlos Aldave, Dra. Ana Alvites	
Capítulo 9	Elen, la interleucina 9	21
	Dr. Juan Carlos Aldave	
Capítulo 10	Ruth, la interleucina 10	23
	Dra. Iris Hidalgo, Dr. Juan Carlos Aldave	
Capítulo 11	Julia, la interleucina 11	25
	Dr. Juan Carlos Aldave	
Capítulo 12	Bolli, la interleucina 12	27
	Dr. Juan Carlos Aldave	

Capítulo 13	Marce, la interleucina 13	**29**
	Dr. Juan Carlos Aldave, Dr. Jesús Andrade	
Capítulo 14	Iris, la interleucina 14	**31**
	Dr. Juan Carlos Aldave	
Capítulo 15	Vicki, la interleucina 15	**33**
	Dr. Juan Carlos Aldave	
Capítulo 16	Jess, la interleucina 16	**35**
	Dr. Juan Carlos Aldave	
Capítulo 17	Anne, la interleucina 17A, y sus hermanas	**37**
	Dr. Juan Carlos Aldave	
Capítulo 18	Pia, la interleucina 18	**39**
	Dr. Juan Carlos Aldave	
Capítulo 19	Vane, la interleucina 19	**41**
	Dr. Juan Carlos Aldave	
Capítulo 20	Kate, la interleucina 20	**43**
	Dr. Juan Carlos Aldave	
Capítulo 21	Lisa, la interleucina 21	**45**
	Dr. Juan Carlos Aldave	
Capítulo 22	Sami, la interleucina 22	**47**
	Dr. Juan Carlos Aldave	
Capítulo 23	Mari, la interleucina 23	**49**
	Dr. Juan Carlos Aldave	
Capítulo 24	Lila, la interleucina 24	**51**
	Dr. Juan Carlos Aldave	
Capítulo 25	Flor, la interleucina 25	**53**
	Dr. Juan Carlos Aldave	

Capítulo 26	Shen, la interleucina 26	**55**
	Dr. Juan Carlos Aldave	
Capítulo 27	Luna, la interleucina 27	**57**
	Dr. Juan Carlos Aldave	
Capítulo 28	Lili y Lali, las interleucinas 28A y 28B	**59**
	Dr. Juan Carlos Aldave	
Capítulo 29	Areli, la interleucina 29	**61**
	Dr. Juan Carlos Aldave	
Capítulo 30	Fanny, la interleucina 30	**63**
	Dr. Juan Carlos Aldave	
Capítulo 31	Rachel, la interleucina 31	**65**
	Dr. Juan Carlos Aldave	
Capítulo 32	Gabi, la interleucina 32	**67**
	Dr. Juan Carlos Aldave	
Capítulo 33	Techi, la interleucina 33	**69**
	Dr. Juan Carlos Aldave	
Capítulo 34	Gina, la interleucina 34	**71**
	Dr. Juan Carlos Aldave	
Capítulo 35	Carla, la interleucina 35	**73**
	Dr. Juan Carlos Aldave	
Capítulo 36	Adela, la interleucina 36	**75**
	Dr. Juan Carlos Aldave	
Capítulo 37	Ethel, la interleucina 37	**77**
	Dr. Juan Carlos Aldave	
Capítulo 38	Gladys, la interleucina 38	**79**
	Dr. Juan Carlos Aldave	

Yola y Tola, interleucinas 1α y 1β

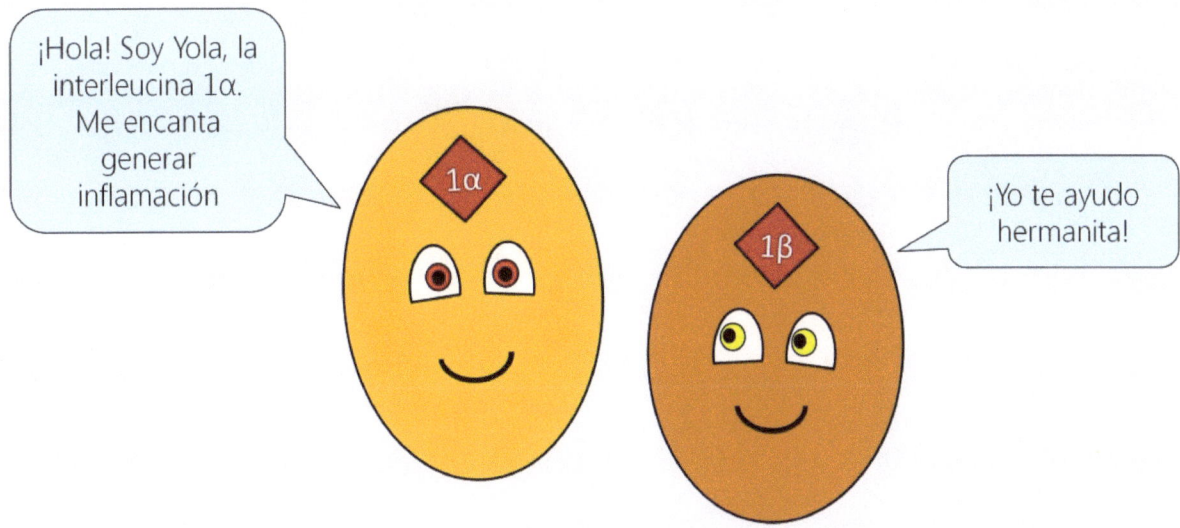

La familia de la interleucina 1 está formada por 11 citocinas distintas: 7 proinflamatorias (IL-1α, IL-1β, IL-18, IL-33, IL-36α, IL-36β, IL-36γ) y 4 antiinflamatorias (IL-1Ra, IL-36Ra, IL-37, IL-38).

IL-1α e IL-1β tienen potente actividad inflamatoria. Su antagonista natural es la molécula IL-1Ra (antagonista del receptor de la IL-1).

¿Dónde se fabrican?

La IL-1α y la IL-1β son producidas fundamentalmente por macrófagos activados. Su acción es proinflamatoria y pirógena. La IL-1β, además, favorece la diferenciación de los linfocitos TH17.

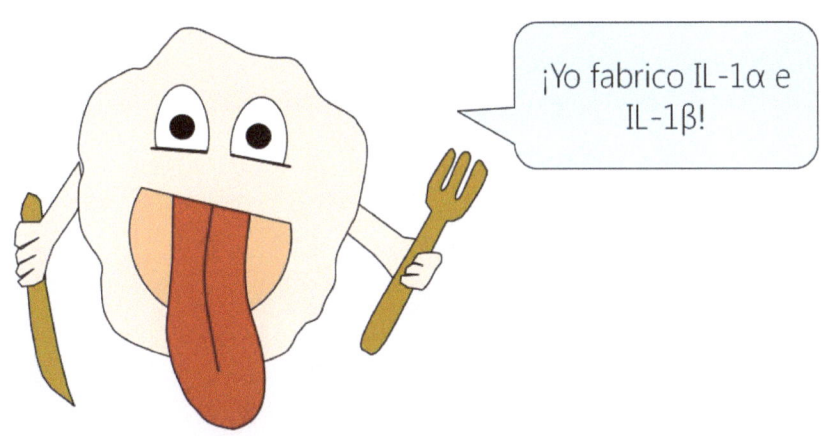

¿Hay personas que no pueden fabricar IL-1α o IL-1β?

Hasta ahora no se han descrito pacientes incapaces de producir estas citocinas proinflamatorias. Sin embargo, sí existen individuos que no pueden fabricar la molécula antagonista (IL-1Ra). La enfermedad resultante se denomina DIRA (Deficiency of the Interleukin 1 Receptor Antagonist), caracterizada por osteomielitis multifocal, periostitis y pustulosis de aparición neonatal.

¿Hay personas que fabrican IL-1α o IL-1β en exceso?

Sí, un exceso de producción de IL-1α e IL-1β ocurre en:

- Diversas enfermedades autoinmunes como la artritis reumatoide, la psoriasis y la enfermedad inflamatoria intestinal.
- Varios desórdenes autoinflamatorios (defectos genéticos que generan activación excesiva de la inmunidad innata), como la fiebre mediterránea familiar y el síndrome de Muckle-Wells.

En pacientes con estas patologías ambas citocinas se convierten en blancos terapéuticos. Por ejemplo:

- El fármaco biológico Anakinra es un antagonista sintético del receptor de la interleucina-1.
- El anticuerpo monoclonal Canakinumab bloquea la IL-1β.

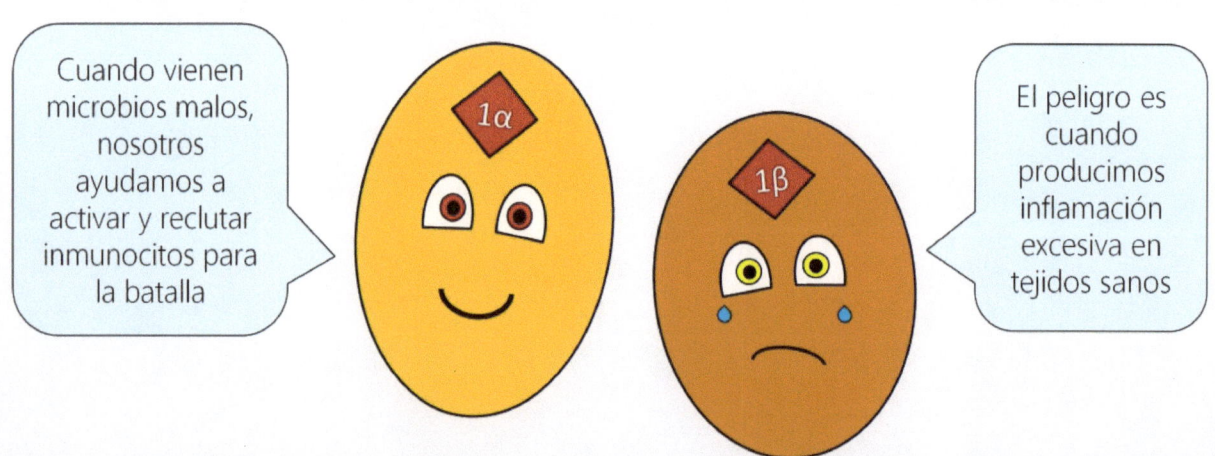

Elva, la interleucina 2

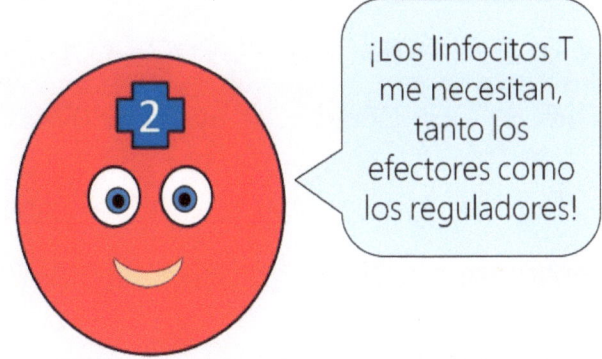

La IL-2 es una proteína esencial para los linfocitos T. Su receptor (IL-2R) está formado por 3 cadenas: IL-2Rα (CD25), IL-2Rβ e IL-2Rγ (CD132, γc o cadena gamma común). La cadena γc también es parte de los receptores de las interleucinas 4, 7, 9, 15 y 21.

¿Dónde se fabrica?

La IL-2, fabricada inicialmente por las células dendríticas, estimula la activación de los linfocitos T. Las células T activadas sintetizan más IL-2 e IL-2R, amplificando su proliferación de forma autocrina.

Por otro lado, la IL-2 a dosis bajas es esencial para el desarrollo de los linfocitos T reguladores. Elva también participa en la activación de las células linfoides innatas, los linfocitos B y las células NK.

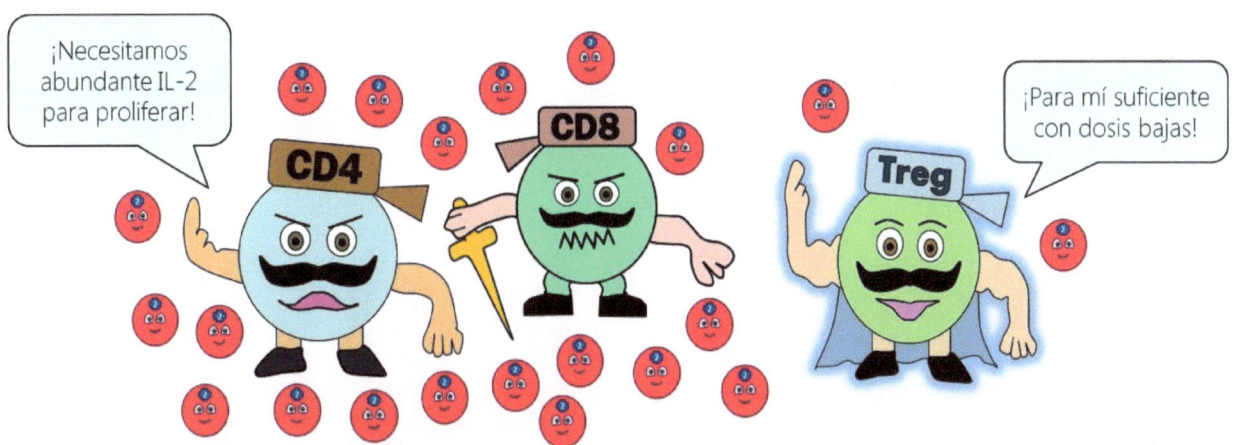

¿Hay personas que no pueden fabricar IL-2 o su receptor?

La deficiencia de cadena γc genera ausencia de linfocitos T (falta de respuesta a IL-2 e IL-7) y de linfocitos NK (falta de respuesta a IL-15), dando lugar a una inmunodeficiencia combinada severa con susceptibilidad a infecciones por todo tipo de microbios.

La ausencia de IL-2Rα impide la activación de linfocitos T efectores y reguladores, favoreciendo procesos infecciosos y autoinmunes.

La IL-2 recombinante a dosis altas puede potenciar a los linfocitos T efectores en sujetos con inmunodeficiencias, cáncer o infecciones crónicas. A dosis bajas, la IL-2 podría atenuar la autoinmunidad al promover la diferenciación de linfocitos T reguladores.

¿Hay personas que fabrican IL-2 en exceso?

Un exceso de actividad de IL-2 puede favorecer el desarrollo de enfermedades autoinmunes como la esclerosis múltiple.

La IL-2 activa los linfocitos T del paciente receptor de un trasplante alogénico, favoreciendo el rechazo del tejido extraño. En este contexto, los anticuerpos monoclonales anti-IL2Rα (ej. daclizumab, basiliximab) son útiles para reducir el riesgo de rechazo.

Denileucina diftitox (IL-2 recombinante más toxina diftérica) es un fármaco que puede ser útil en las neoplasias de células T.

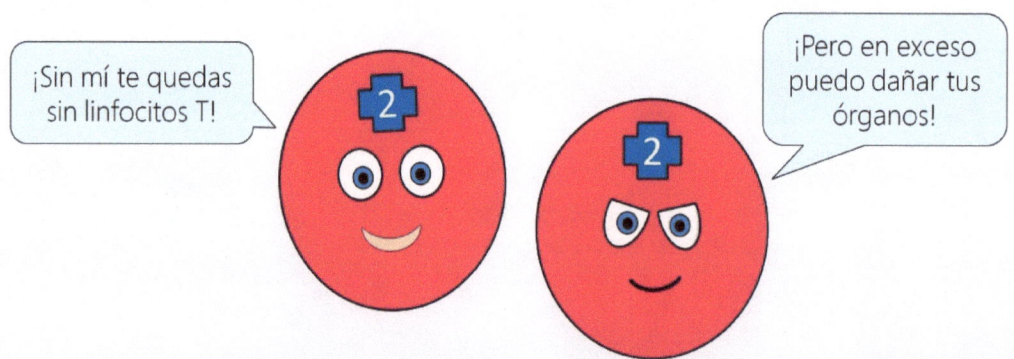

Mili, la interleucina 3

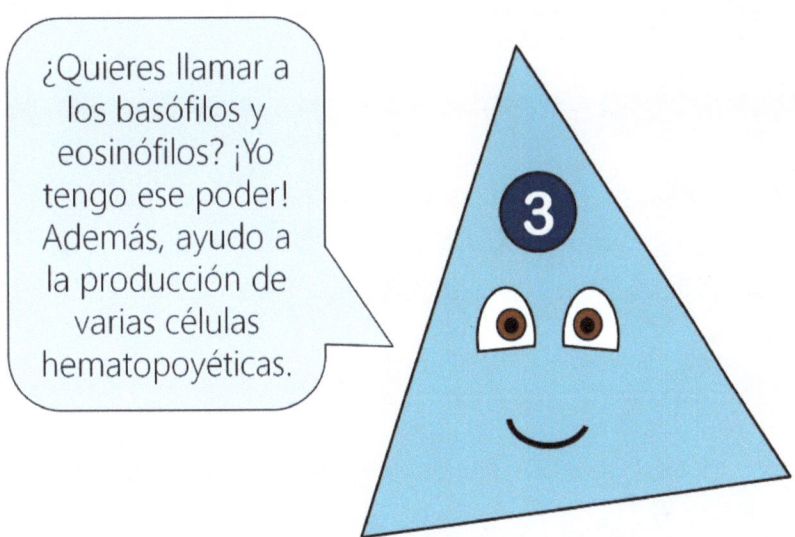

La IL-3 es un factor de crecimiento hematopoyético que estimula la producción de varios linajes de células sanguíneas. También tiene la capacidad de activar basófilos y eosinófilos.

¿Dónde se fabrica?

La IL-3 es producida por los linfocitos T, especialmente los TH2, los macrófagos, las células NK, ciertas células estromales, los mastocitos y los eosinófilos.

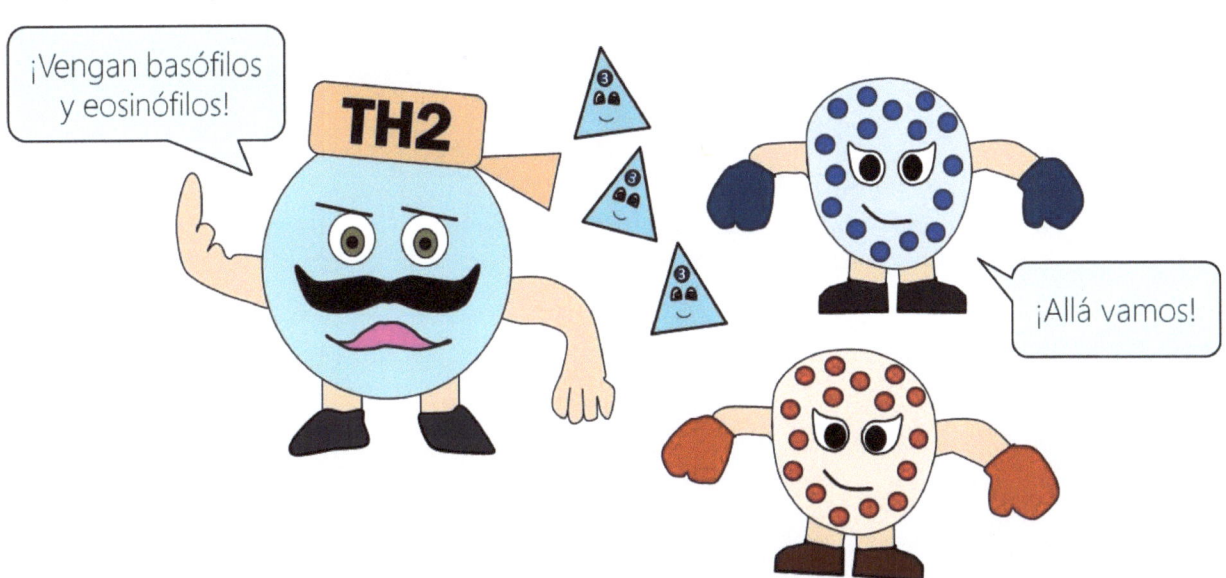

¿Hay personas que no pueden fabricar IL-3?

Hasta ahora no se han descrito seres humanos con mutaciones clínicamente relevantes en el gen de la IL-3. Sin embargo, los ratones genéticamente modificados deficientes de IL-3 podrían tener una reducción en el número de mastocitos y basófilos, así como una respuesta inmunitaria disminuida ante parásitos helmintos (ej. *Strongyloides venezuelensis*).

En pacientes con mielosupresión por cáncer, se ha investigado la aplicación de IL-3 como estimulante de la hematopoyesis.

¿Hay personas que fabrican IL-3 en exceso o inapropiadamente?

Sí. En los individuos con enfermedades alérgicas mediadas por inmunoglobulina E (ej. rinitis alérgica, asma bronquial), los linfocitos TH2 reclutan basófilos y eosinófilos inflamatorios mediante la IL-3 y otras citocinas.

Actualmente, la IL-3 no es considerada un blanco terapéutico para las enfermedades alérgicas.

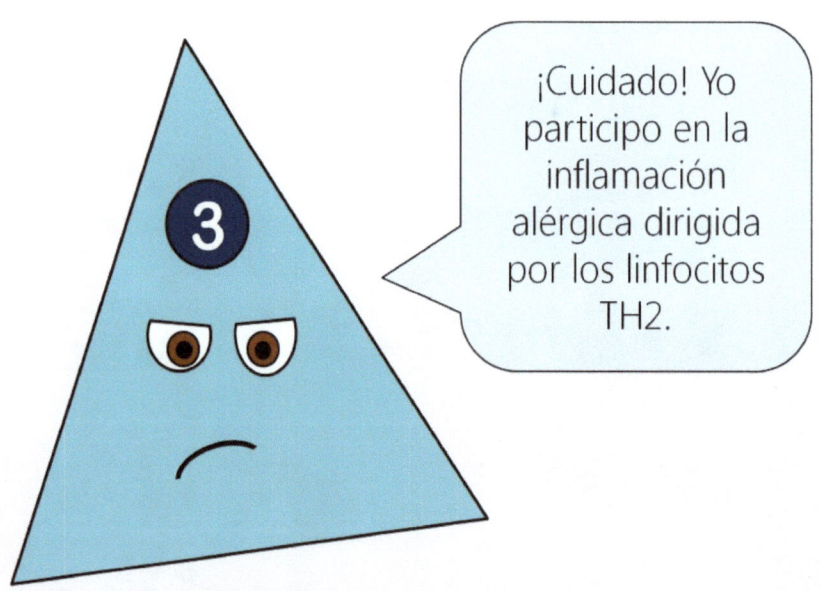

Sabri, la interleucina 4

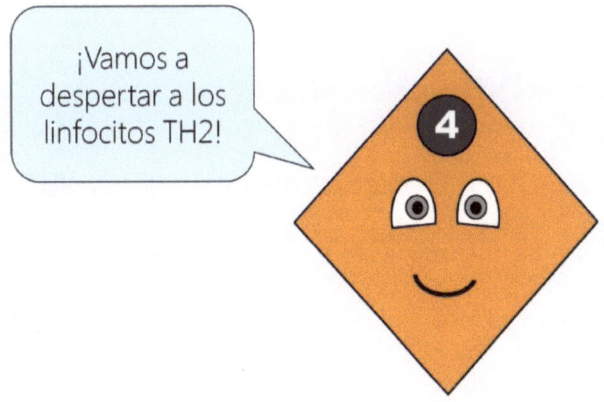

Sabri es una citocina que induce la inmunidad TH2 mediante 2 receptores: a) tipo 1, formado por una cadena IL-4Rα y la cadena gamma común; b) tipo 2, formado por IL-4Rα y una cadena IL-13Rα (la IL-13 también señaliza a través de este receptor tipo 2).

¿Dónde se fabrica?

Las principales fuentes de IL-4 son los linfocitos TH2, las células linfoides innatas tipo 2 (ILC2), los basófilos, mastocitos y eosinófilos. Sabri potencia nuestro ejército de defensa TH2 contra los helmintos y otros parásitos extracelulares al inducir el desarrollo de los linfocitos TH2 y la síntesis de IgE por los linfocitos B.

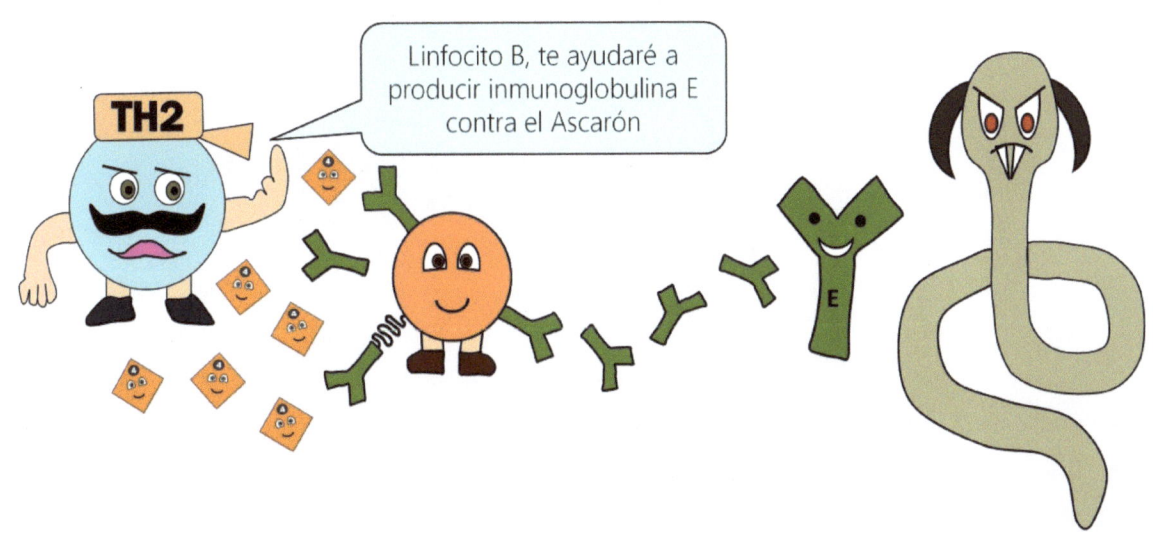

¿Hay personas que no pueden fabricar IL-4?

No se han descrito inmunodeficiencias humanas por ausencia de IL-4.

¿Hay personas que fabrican IL-4 en exceso?

Sí, un exceso de producción de IL-4 ante moléculas que deben ser toleradas favorece el desarrollo de enfermedades alérgicas TH2, tales como el asma bronquial alérgica, la rinitis alérgica y la dermatitis atópica.

En pacientes con estas patologías, la IL-4 y su receptor son blancos terapéuticos para nuevos fármacos. Por ejemplo:

- El fármaco Pitrakinra es una versión recombinante mutada de la IL-4 que se une a la subunidad IL-4Rα, bloqueando así la acción de las interleucinas 4 y 13.
- Pascolizumab es un anticuerpo monoclonal humanizado anti-IL-4 investigado para el tratamiento del asma.
- El anticuerpo monoclonal Dupilumab está dirigido contra la subunidad IL-4Rα del receptor de IL-4. Bloquea la actividad de la IL-4 y la IL-13, siendo uno de los fármacos más prometedores para el tratamiento de las alergias TH2.

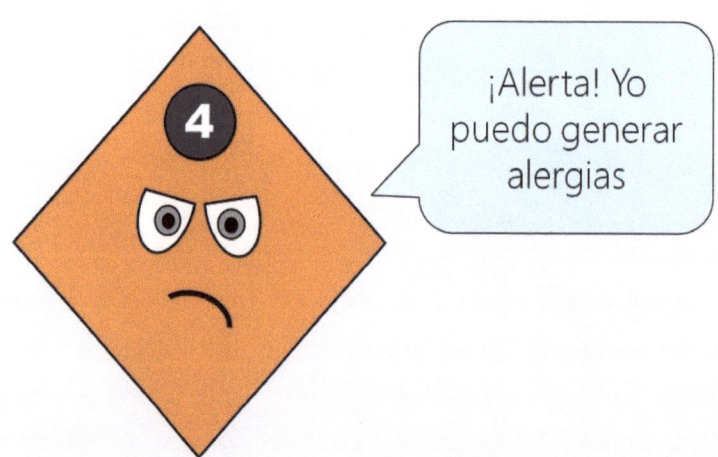

Ale, la interleucina 5

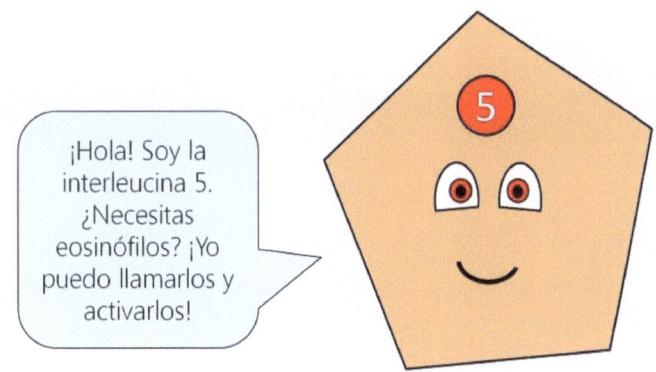

La IL-5 pertenece al grupo de citocinas TH2. Su receptor es un heterodímero formado por una cadena alfa (IL-5Rα) y una beta (βc). La cadena βc también es parte del receptor de IL-3 y GM-CSF.

La IL-5 es producida durante la respuesta inmunitaria TH2 contra gusanos como el Ascarón, así como en los procesos de remodelación y reparación de tejidos. Favorece la proliferación, activación, supervivencia y adhesión de los eosinófilos.

¿Dónde se fabrica?

Es producida principalmente por los linfocitos CD4 TH2, las células linfoides innatas tipo 2 (ILC2), los eosinófilos activados y mastocitos.

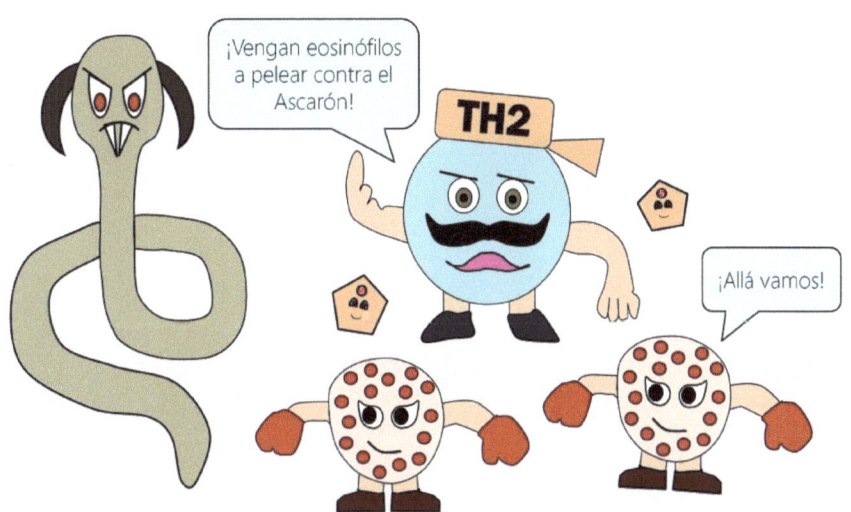

¿Hay personas que no pueden fabricar IL-5?

No se han descrito inmunodeficiencias humanas por ausencia de IL-5. Los ratones deficientes en IL-5 pueden ser resistentes a la inducción de asma y menos capaces de expulsar al helminto *Nippostrongylus brasiliensis*.

¿Hay personas que fabrican IL-5 en exceso o inapropiadamente?

Sí, un exceso de producción de IL-5 ocurre en pacientes con:

- Asma eosinofílica, donde los eosinófilos contribuyen a la inflamación en las vías aéreas y destrucción/remodelación tisular.

- Otras enfermedades eosinofílicas (esofagitis y gastroenteritis eosinofílica, síndromes hipereosinofílicos, etc.).

En estas patologías la IL-5 se convierte en un blanco terapéutico. Por ejemplo:

- Los anticuerpos monoclonales anti-IL-5 Mepolizumab y Reslizumab tienen potencial beneficio para los pacientes con enfermedades eosinofílicas.
- Lo mismo sucede con el anticuerpo monoclonal Benralizumab, dirigido contra la subunidad α del receptor de IL-5 (IL-5Rα).

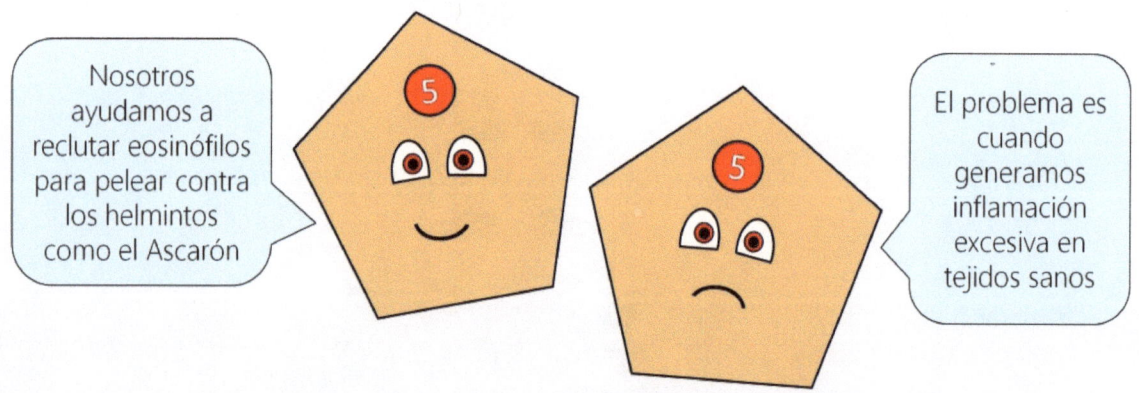

Lucy, la interleucina 6

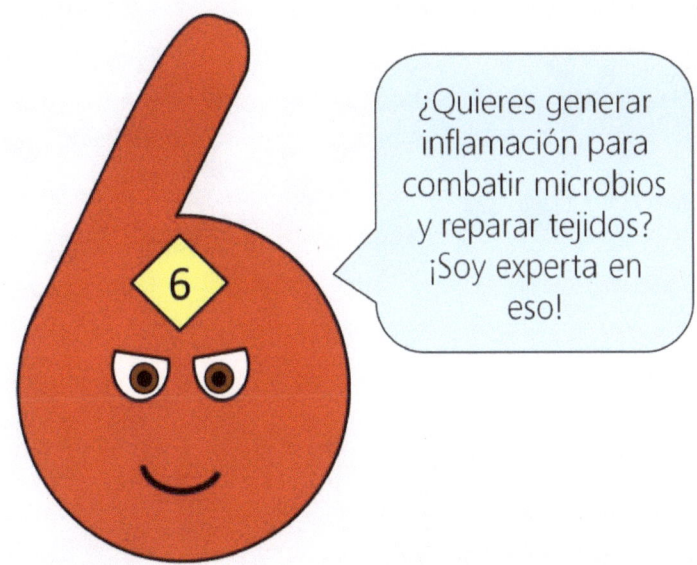

La IL-6 pertenece a la familia de citocinas 'IL-6–type', que incluye al factor inhibidor de leucemia, el factor neurotrófico ciliar y la oncostatina M. Su receptor consiste en una cadena de unión a la IL-6 (IL-6Rα) y el componente señalizador gp130.

Lucy es una citocina multifuncional con acciones esencialmente inflamatorias:

- Estimula la producción hepática de reactantes de fase aguda.

- Promueve la hematopoyesis.

- Recluta y activa a los fagocitos.

- Induce la diferenciación y activación de linfocitos T y B.

- Promueve la diferenciación de los linfocitos T CD4 hacia linfocitos TH17, los comandantes del ejército de defensa contra hongos y bacterias extracelulares como *Candida albicans* y *Staphylococcus aureus*.

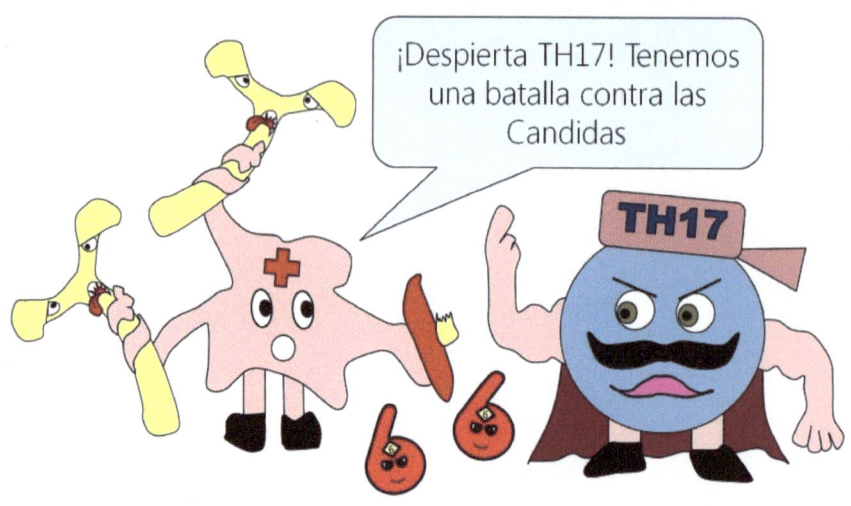

¿Dónde se fabrica la IL-6?

En los monocitos, macrófagos, células endoteliales y fibroblastos.

¿Hay personas que no pueden fabricar IL-6?

Hay pacientes que producen anticuerpos inhibidores contra la IL-6, quedando susceptibles a infecciones por *Staphylococcus aureus*.

¿Hay personas que fabrican IL-6 en exceso o inapropiadamente?

Sí, un exceso de producción de IL-6 ocurre en pacientes con ciertas enfermedades autoinflamatorias y autoinmunes como la artritis reumatoide y el lupus eritematoso sistémico.

Los pacientes con estas enfermedades pueden mejorar con el uso de Tocilizumab, un anticuerpo contra el receptor de la IL-6.

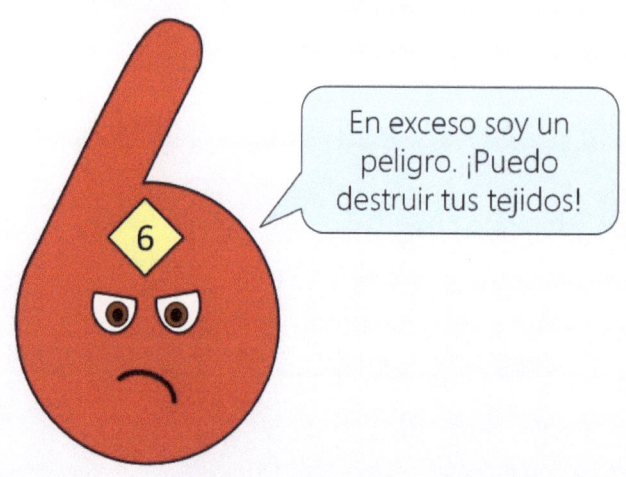

Betsy, la interleucina 7

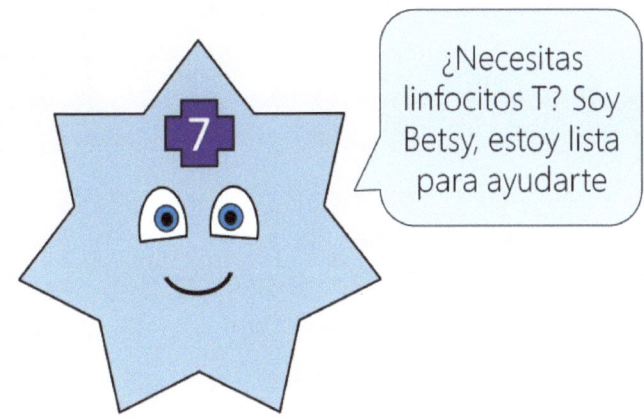

La principal función de la IL-7 en humanos es activar a los linfocitos T. Betsy actúa a través de su receptor conformado por una cadena alfa (IL-7Rα o CD127) y la cadena gamma común (γc o CD132).

¿Dónde se fabrica?

La IL-7 es sintetizada por las células dendríticas, linfocitos B, monocitos/macrófagos y células epiteliales incluyendo a los queratinocitos. Betsy induce el desarrollo, proliferación y supervivencia de los linfocitos T. Además, favorece el desarrollo y mantenimiento de las células linfoides innatas (ILCs).

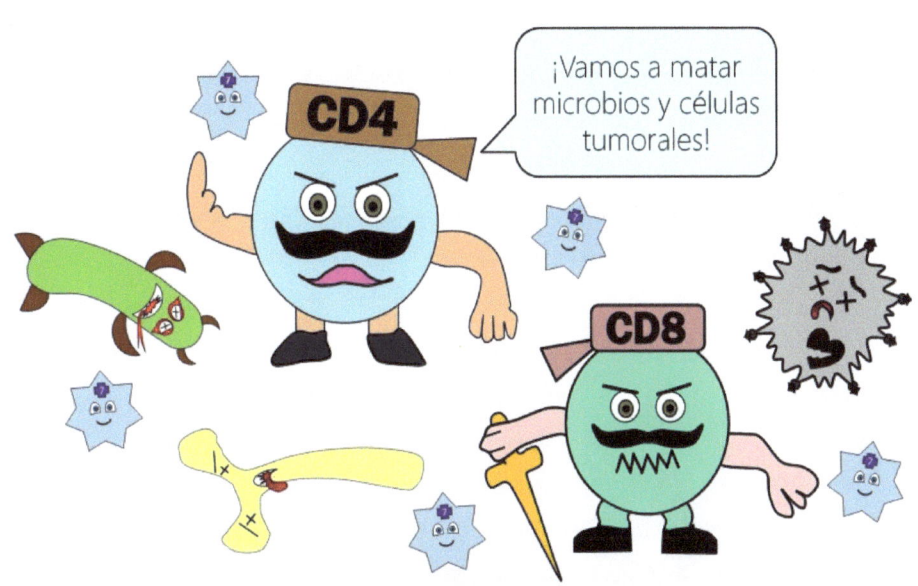

¿Hay personas que no pueden fabricar IL-7 o su receptor?

Los pacientes con defectos genéticos en IL-7Rα no pueden fabricar linfocitos T, dando lugar a una inmunodeficiencia combinada severa (IDCS) con susceptibilidad a todo tipo de infecciones. El problema es aún mayor en los niños con mutaciones genéticas de la cadena γc, quienes además tampoco pueden fabricar linfocitos NK. Los niños con IDCS necesitan urgentemente un trasplante de progenitores hematopoyéticos o terapia génica para vivir.

La IL-7 recombinante humana puede potenciar a los linfocitos T en los pacientes con cáncer, SIDA, infecciones virales crónicas o inmunodeficiencia postrasplante de médula ósea.

¿Hay personas que fabrican IL-7 en exceso o inapropiadamente?

Un exceso de activación de los linfocitos T por la IL-7 puede ocurrir en diversas enfermedades autoinmunes e inflamatorias como la esclerosis múltiple, la diabetes tipo 1, la artritis reumatoide, la sarcoidosis o la enfermedad injerto contra huésped.

¿Podría ser la IL-7 un blanco terapéutico en estos pacientes? Probablemente sí. El problema quizás sería la inmunodeficiencia que generaríamos si bloqueamos la acción de la IL-7.

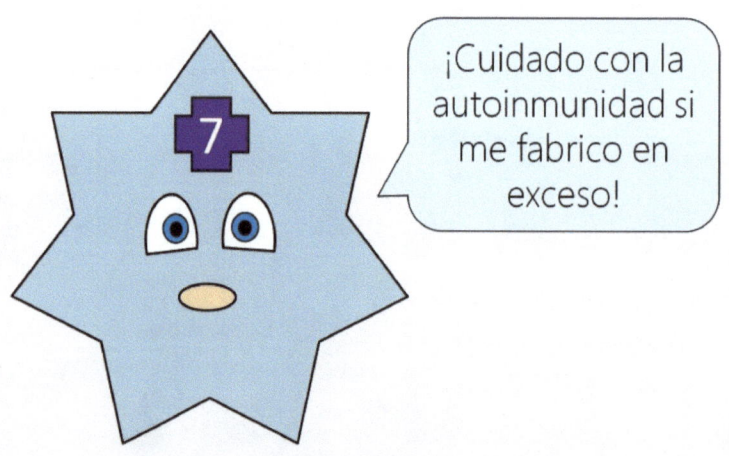

Silvia, la interleucina 8

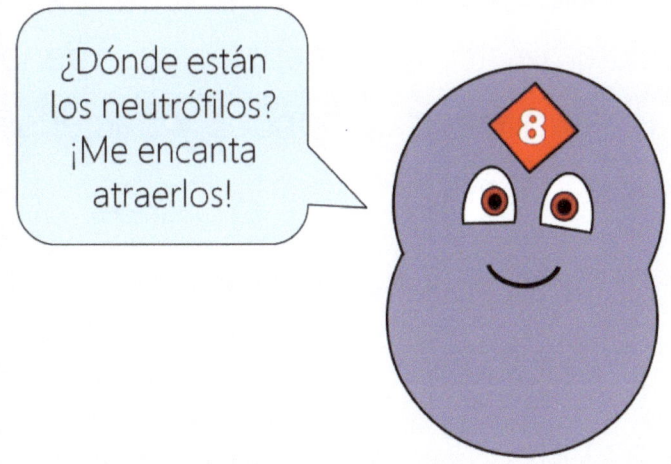

Silvia pertenece a la familia de quimiocinas CXC. Actúa a través de sus receptores CXCR1 (IL-8RA) y CXCR2 (IL-8RB).

¿Dónde se fabrica?

Varias células producen IL-8 (células endoteliales y epiteliales, macrófagos, neutrófilos, linfocitos), sobre todo luego del estímulo con IL-1α, IL-1β, IL-17 y TNF-α. Su principal función es reclutar neutrófilos al sitio de infección o daño. También puede atraer linfocitos T y NK, basófilos y eosinófilos. Promueve la angiogénesis.

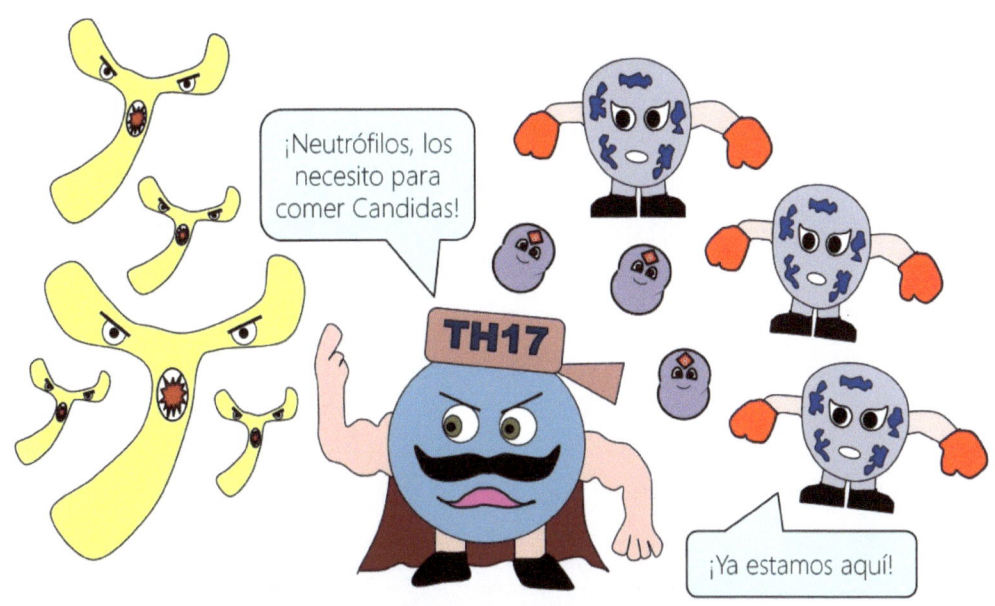

¿Hay personas que no pueden fabricar IL-8?

Los defectos genéticos en la inmunidad TH17 (ej. hiperfunción en STAT1, deficiencia de IL-17F) reducen la capacidad de producción de IL-8 y reclutamiento de neutrófilos, generando mayor susceptibilidad a infecciones por hongos y bacterias extracelulares en los pacientes afectados.

¿Hay personas que fabrican IL-8 en exceso o inapropiadamente?

Sí, demasiada IL-8 genera daño. Esto puede observarse en enfermedades inflamatorias crónicas como la artritis reumatoide, la psoriasis, la enfermedad pulmonar obstructiva crónica (EPOC), el asma neutrofílica y diversas neoplasias.

Hay ensayos clínicos con anticuerpos monoclonales anti-IL-8 (HuMax-IL-8, ABX-IL-8) en patologías como la pustulosis palmoplantar, EPOC y cáncer. Teóricamente, cualquier enfermedad donde el daño tisular esté causado por neutrófilos puede mejorar antagonizando la acción de la IL-8.

Polimorfismos en el gen de la IL-8 pueden aumentar el riesgo de gastritis atrófica y cáncer gástrico por un exceso local de IL-8 e infiltración neutrofílica.

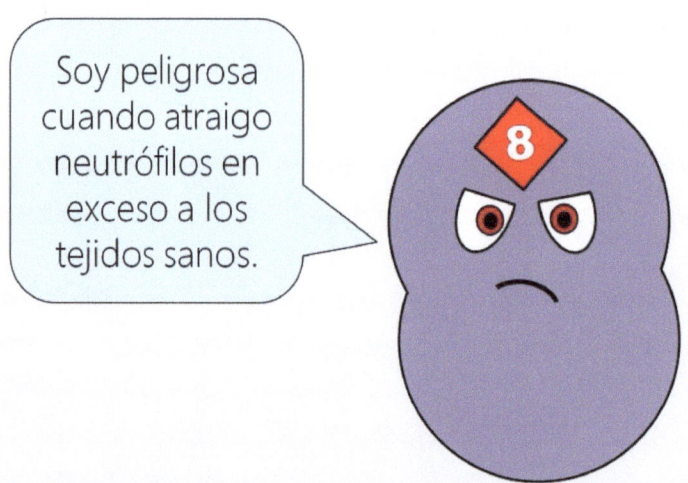

Elen, la interleucina 9

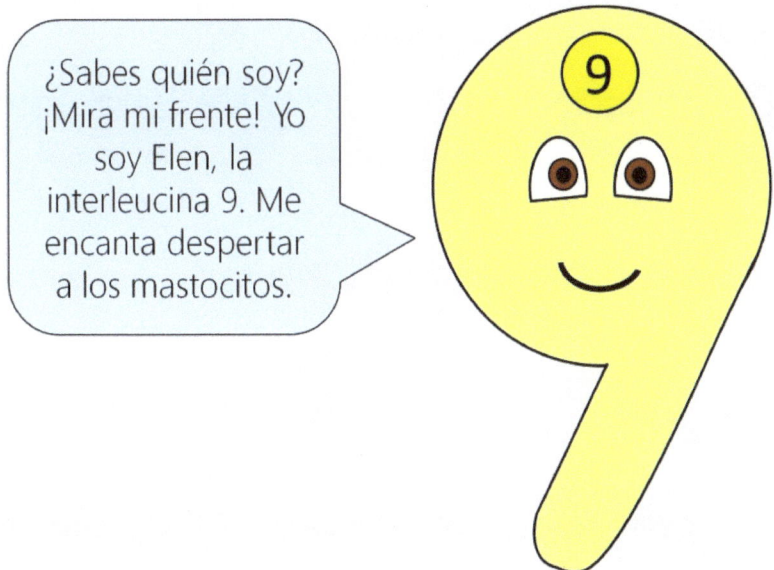

La IL-9 es una citocina proinflamatoria cuyo receptor está formado por la cadena IL-9Rα y la cadena gamma común.

¿Dónde se fabrica?

Elen es sintetizada fundamentalmente por los linfocitos CD4 TH2 y TH9, las células linfoides innatas tipo 2 (ILC2), los mastocitos y los eosinófilos.

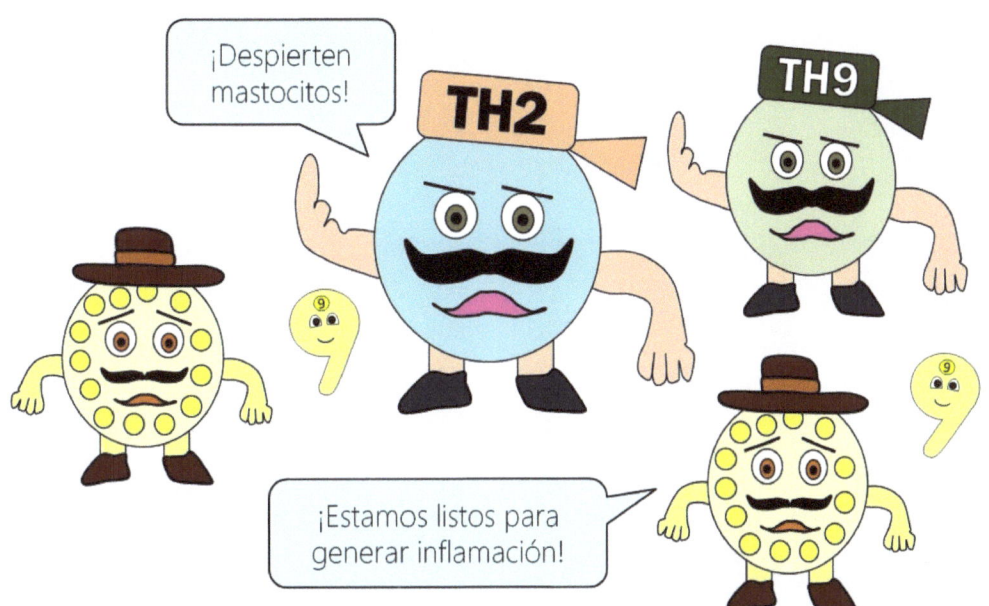

La principal acción de la IL-9 es estimular la producción y activación de mastocitos. Además, incrementa la secreción de moco por las células epiteliales y favorece la síntesis de IgE. Fisiológicamente, estas acciones promueven la inflamación inmediata y la activación del ejército TH2 para combatir a los parásitos helmintos.

¿Hay personas que no pueden fabricar IL-9?

No se han descrito pacientes con defectos clínicamente significativos en el gen de la IL-9.

¿Hay personas que fabrican IL-9 en exceso o inapropiadamente?

Lamentablemente sí. En los pacientes con enfermedades alérgicas mediadas por IgE (ej. rinitis alérgica, asma bronquial), los linfocitos TH2, TH9 y las ILC2 activan a los mastocitos mediante la IL-9 y otras citocinas relacionadas.

Por ello, se está investigando el efecto terapéutico de un anticuerpo monoclonal anti-IL-9 en pacientes con asma bronquial.

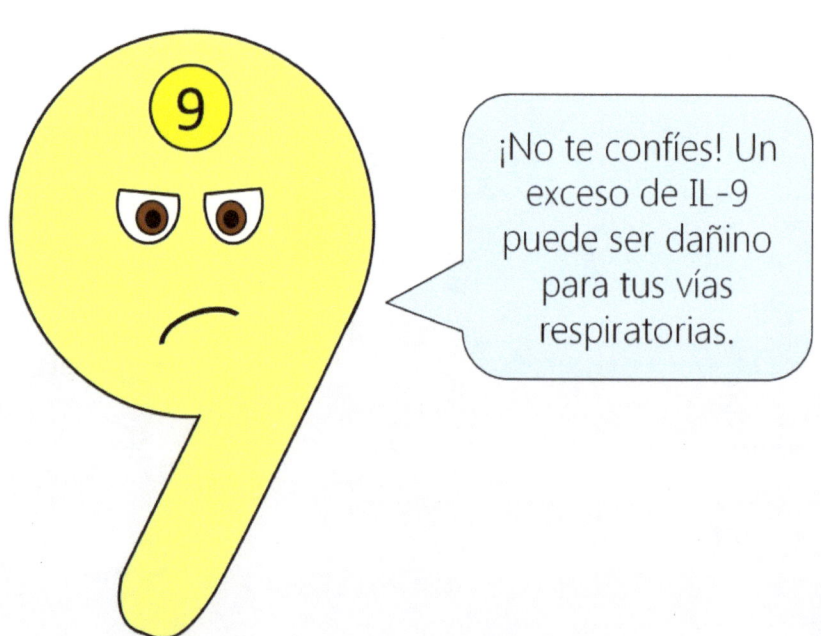

Ruth, la interleucina 10

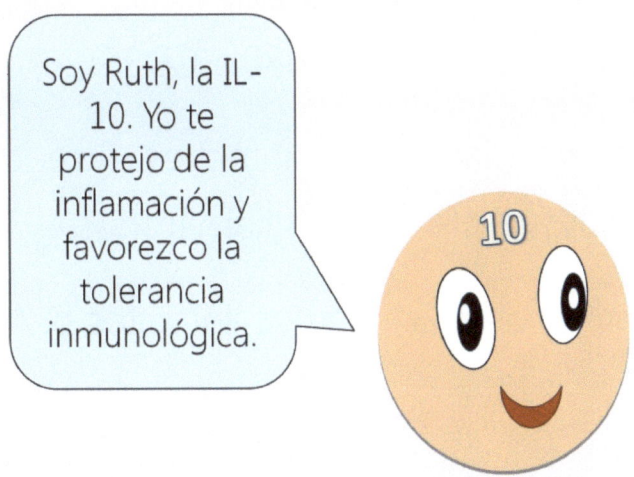

La IL-10, que actúa en su receptor IL-10R1/IL10R2, es una citocina antiinflamatoria e inmunorreguladora. Junto a otras citocinas (IL-19, IL-20, IL-22, IL-24, IL-26, IL-28, IL-29) forma la familia de la IL-10.

¿Dónde se fabrica?

La IL-10 es sintetizada por monocitos, células dendríticas, linfocitos T, B y NK, especialmente por las células reguladoras TR1 y B10.

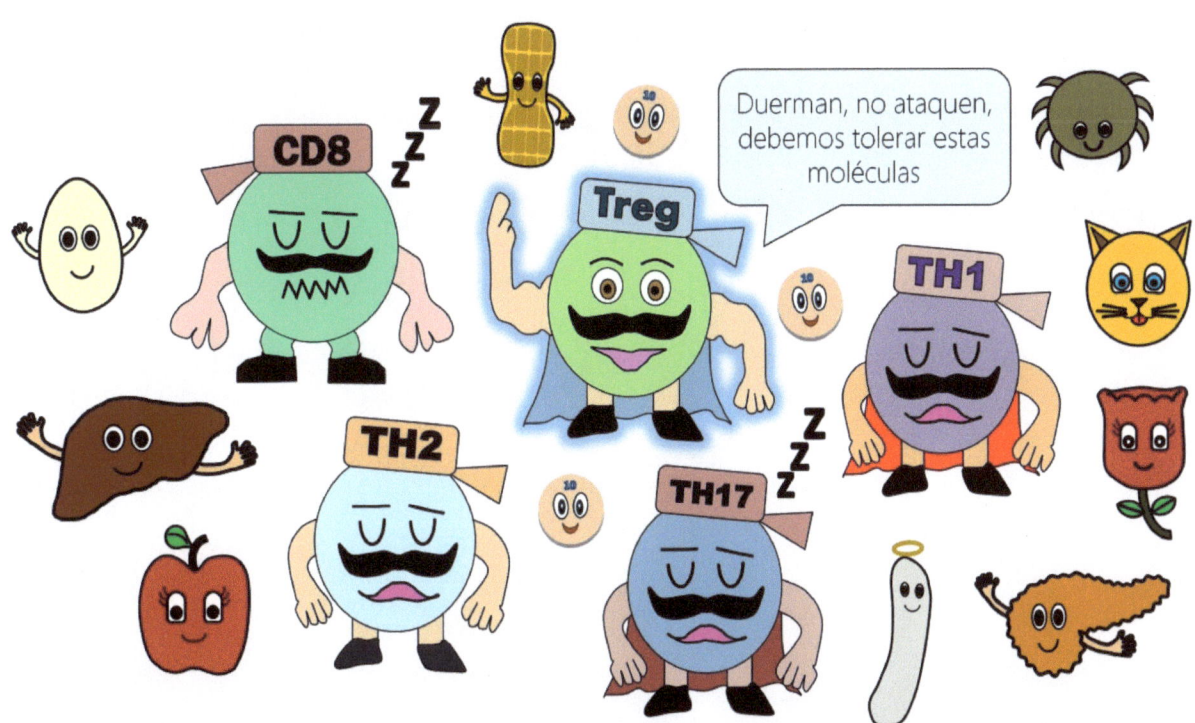

Ruth tiene varias acciones inmunorreguladoras. Por ejemplo:

- Induce a las células dendríticas hacia un fenotipo inductor de tolerancia (↓ moléculas HLA clase II, ↓ citocinas proinflamatorias, ↓ moléculas coestimuladoras CD80 y CD86).

- Favorece la diferenciación de linfocitos T reguladores (TR1) e inhibe los linfocitos T efectores inflamatorios (TH1, TH2, TH17).

- Estimula la síntesis de IgG4 por los linfocitos B.

¿Hay personas que no pueden fabricar IL-10 o su receptor?

Los niños con defectos genéticos de IL-10 o su receptor (IL-10R1/IL-10R2) sufren inflamación severa de inicio temprano (enfermedad inflamatoria intestinal con fístulas perianales, foliculitis, artritis).

Un defecto local en la expresión de IL-10 puede favorecer el desarrollo de inflamación intestinal, autoinmunidad (ej. artritis reumatoide, lupus), alergias (ej. rinitis alérgica) y neoplasias. Se está probando el efecto de la IL-10 recombinante en estas patologías.

¿Hay personas que fabrican IL-10 en exceso o inapropiadamente?

Teóricamente, el exceso local de IL-10 facilitaría la diseminación de infecciones y cáncer. Sin embargo, en la vida real la IL-10 recombinante parece servir para el tratamiento de neoplasias.

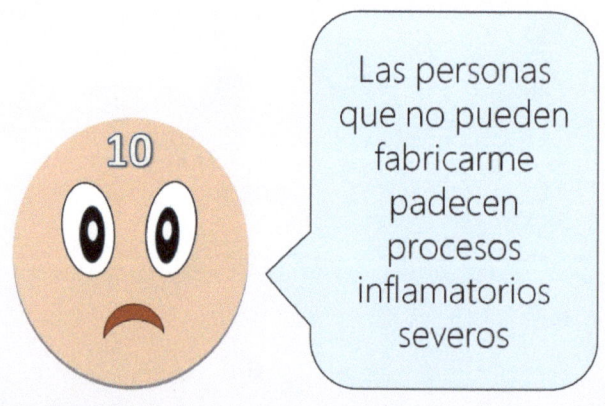

Julia, la interleucina 11

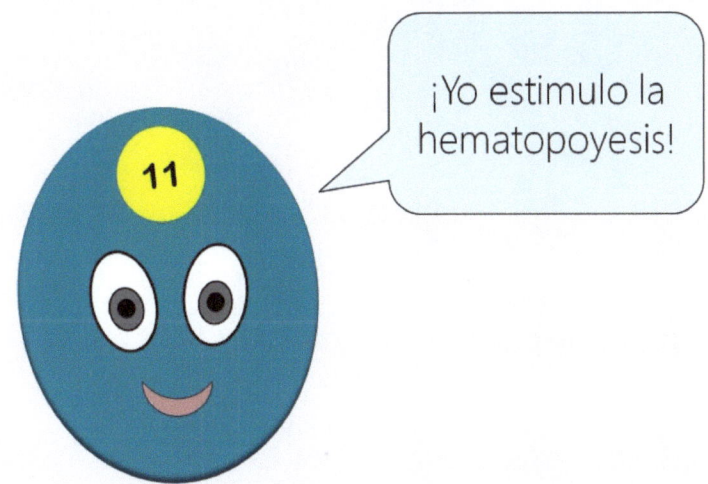

El receptor de IL-11 está formado por 2 subunidades: IL-11Rα y gp130. Recordemos que gp130 también forma parte de los receptores de IL-6 y otras proteínas (factor neurotrófico ciliar, factor inhibidor de leucemia, oncostatina M y cardiotrofina-1).

¿Dónde se fabrica?

Diversas células pueden fabricar IL-11, como células estromales de la médula ósea, fibroblastos, células epiteliales, células endoteliales, sinoviocitos y osteoblastos.

La función principal de Julia, en sinergia con la IL-3, es estimular la hematopoyesis, fundamentalmente la formación de plaquetas. Otras funciones son: protección de células epiteliales y tejido conectivo; inducción de proteínas de fase aguda; desarrollo neuronal; remodelación ósea al estimular osteoclastos e inhibir osteoblastos; activación de linfocitos B.

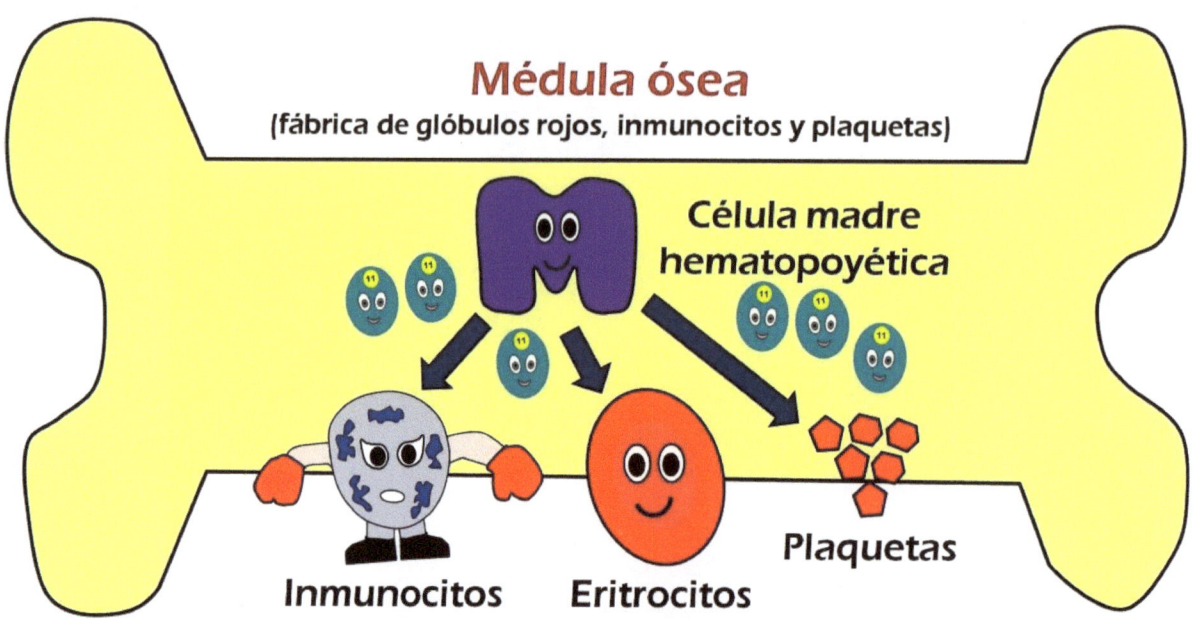

¿Hay personas que no pueden fabricar IL-11?

Hasta ahora no hay reportes de enfermedades genéticas por ausencia de IL-11.

La IL-11 recombinante humana (Oprelvekin) estimula la producción de plaquetas, pudiendo ser útil para los pacientes con trombocitopenia (ej. post quimioterapia).

¿Hay personas que fabrican IL-11 en exceso o inapropiadamente?

Se han descrito polimorfismos en el gen de la IL-11 asociados a colitis ulcerativa y enfermedad pulmonar obstructiva crónica.

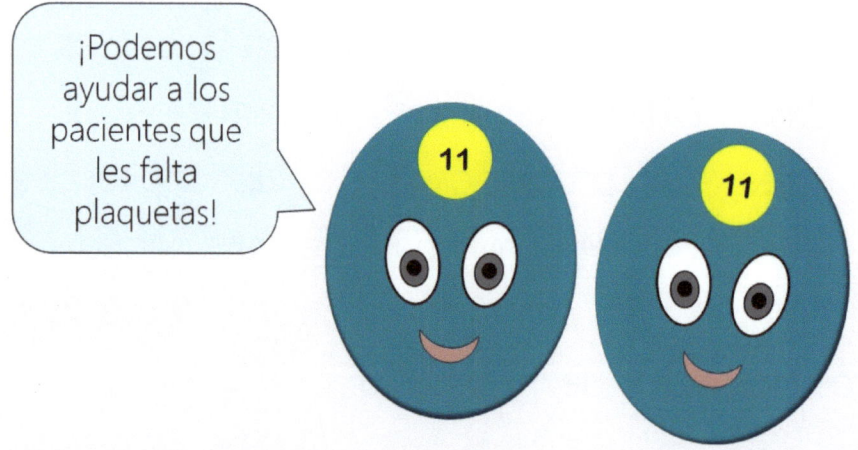

Bolli, la interleucina 12

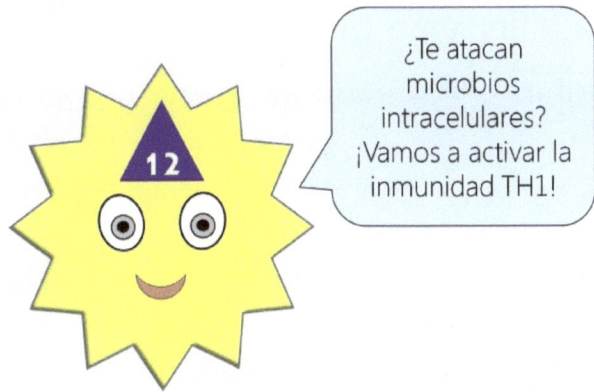

La forma bioactiva de la IL-12 (IL-12p70) tiene 2 subunidades: p35 y p40. La subunidad p40 también es parte de la IL-23. El receptor de Bolli tiene 2 cadenas: IL-12Rβ1 (también conforma el receptor de la IL-23) e IL-12Rβ2 (es parte además del receptor de la IL-35).

¿Dónde se fabrica?

La IL-12 es fabricada especialmente por los monocitos, macrófagos y células dendríticas con el objetivo de activar nuestra inmunidad TH1 contra microbios intracelulares (ej. micobacterias, *Salmonella spp*, *Histoplasma spp*, virus, etc.) y células tumorales.

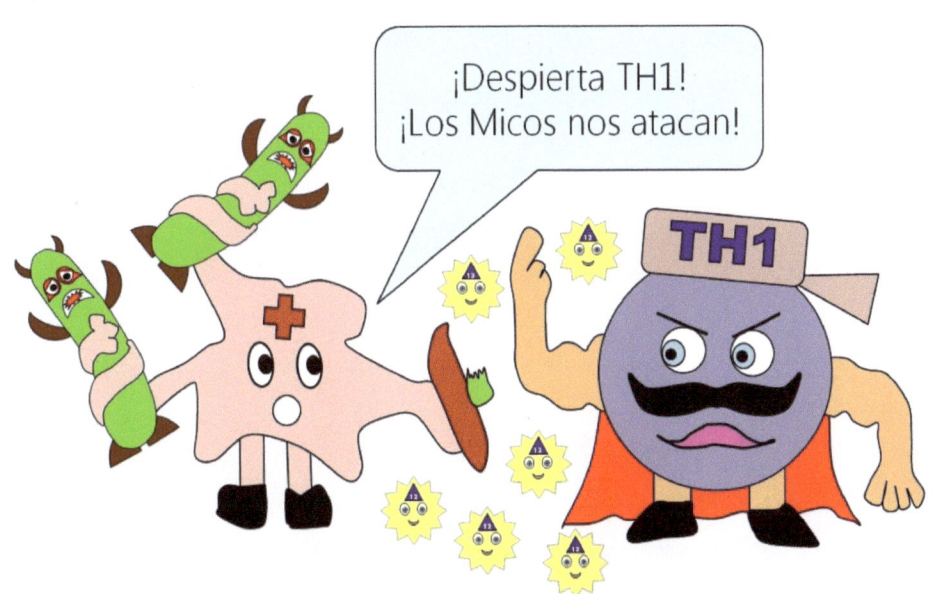

Además de inducir la diferenciación y conservación de los linfocitos TH1, Bolli es capaz de activar a los linfocitos NK y células linfoides innatas tipo 1 (ILC1). Los linfocitos TH1 y NK activados sintetizan interferón gamma (IFN-γ), potenciando así el ataque contra los gérmenes intracelulares (eje IL-12/IFN-γ) y células malignas.

¿Hay personas que no pueden fabricar IL-12 o su receptor?

Sí. Los pacientes con inmunodeficiencias primarias por ausencia de IL-12p40 o IL-12Rβ1 son susceptibles a microbios intracelulares como micobacterias o Salmonella (susceptibilidad mendeliana a enfermedades por micobacterias). El mismo problema afecta a las personas con mutaciones en los genes del IFN-γ o su receptor.

Al potenciar la inmunidad TH1, la IL-12 recombinante es un posible tratamiento para los sujetos con inmunodeficiencias o cáncer.

¿Hay personas que fabrican IL-12 en exceso o inapropiadamente?

Sí. El exceso de inmunidad TH1 contra nuestras propias moléculas puede derivar en la aparición de enfermedades autoinmunes.

El Ustekinumab es un anticuerpo monoclonal que neutraliza la subunidad p40 de la IL-12 y la IL-23, inhibiendo así la activación de la inmunidad TH1 y TH17, respectivamente. Por ello tiene potencial terapéutico para las enfermedades autoinmunes como la psoriasis.

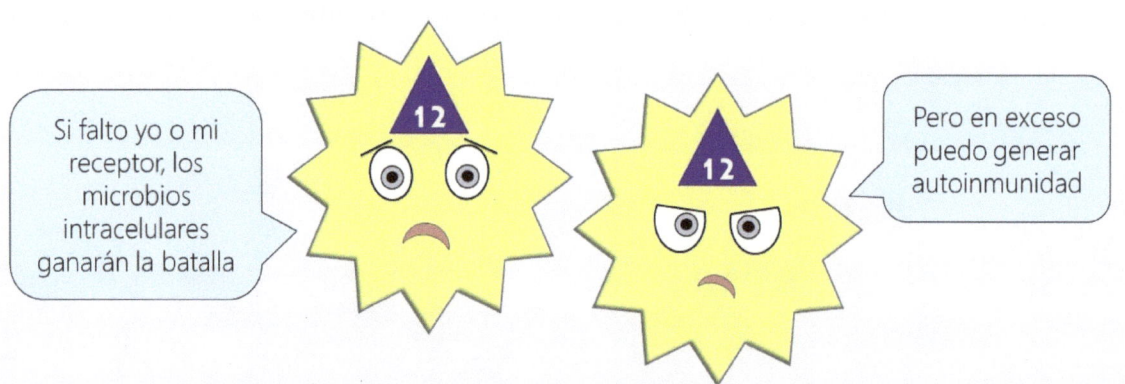

Marce, la interleucina 13

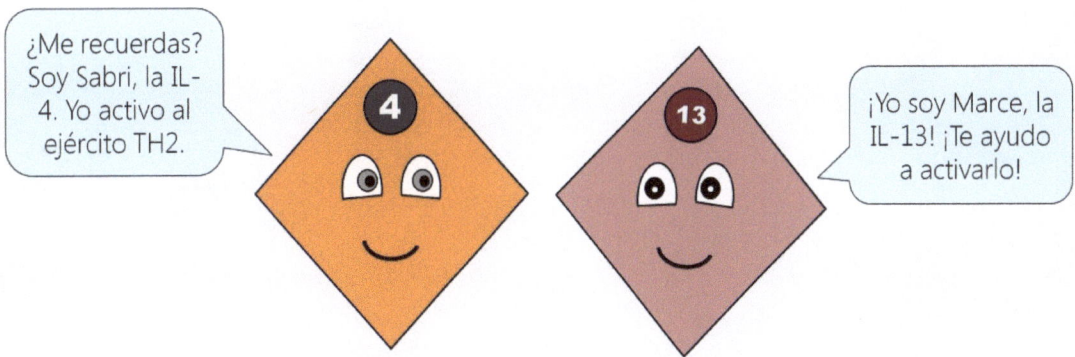

La IL-13 ejerce acciones similares a la IL-4; ambas citocinas favorecen la respuesta inmunitaria TH2 contra los helmintos. Una diferencia importante es que la IL-13 no tiene receptor en los linfocitos T, por lo tanto, a diferencia de la IL-4, no puede promover directamente la diferenciación de los linfocitos CD4 TH2.

El principal receptor de IL-13 está formado por la cadena IL-4Rα (también es parte del receptor de IL-4) y la cadena IL-13Rα1.

¿Dónde se fabrica?

Marce es sintetizada por el linfocito CD4 TH2, las células linfoides innatas tipo 2, los basófilos, mastocitos y eosinófilos. Ella amplifica la respuesta inmune TH2 mediante las siguientes acciones:

- Induce la síntesis de IgE por el linfocito B.
- Activa mastocitos y eosinófilos.
- Aumenta la producción de moco por las células epiteliales.
- Estimula la contracción del músculo liso.
- Promueve la remodelación tisular.

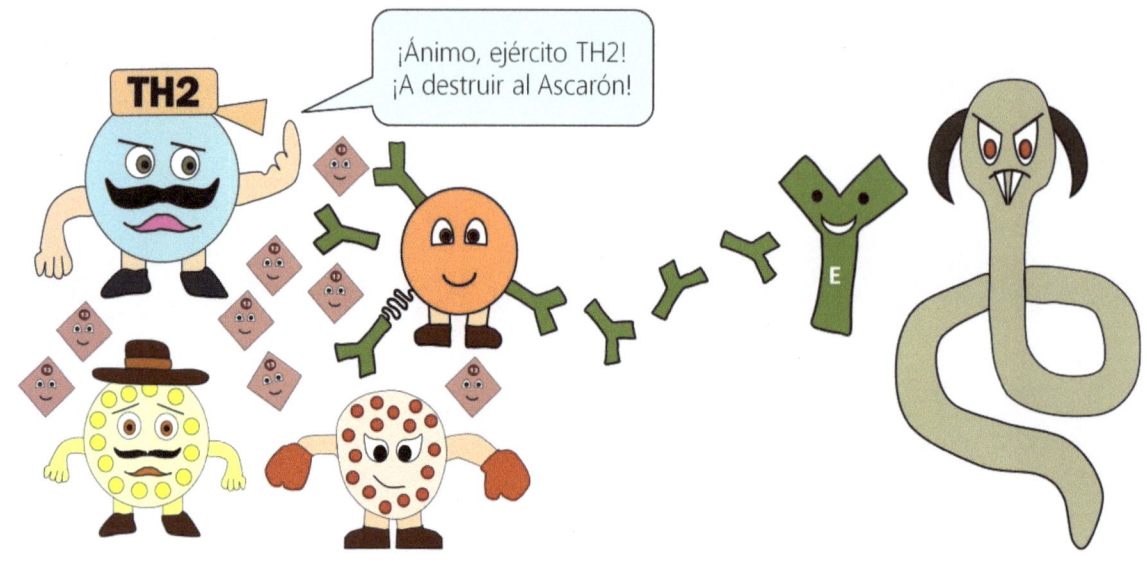

¿Hay personas que no pueden fabricar IL-13?

No se han descrito inmunodeficiencias por ausencia de IL-13.

¿Hay personas que fabrican IL-13 en exceso?

Sí, el exceso de IL-13 favorece el desarrollo de enfermedades alérgicas TH2 (ej. asma o rinitis alérgica). Ciertos polimorfismos en el gen de la IL-13 generan susceptibilidad a padecer estas alergias.

Podemos tratar las alergias TH2 bloqueando la IL-13. Por ejemplo, con los anticuerpos monoclonales Lebrikizumab y Tralokinumab. Estos fármacos son especialmente útiles en pacientes con elevación de periostina en suero (biomarcador de actividad de la IL-13).

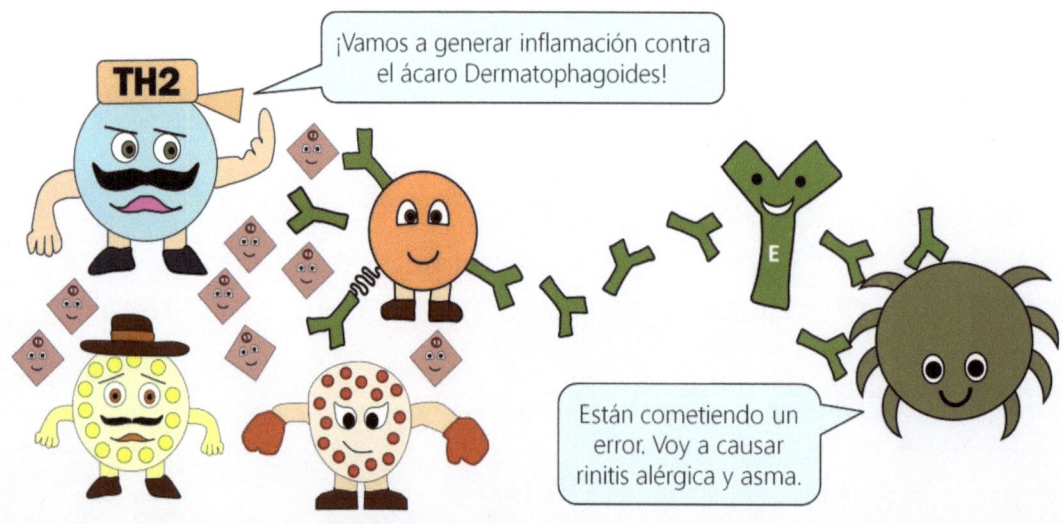

Iris, la interleucina 14

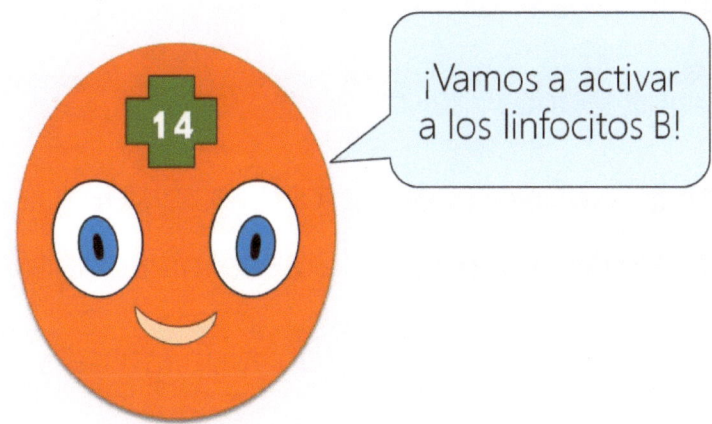

La interleucina 14 también es conocida como alfa-taxilina o factor de crecimiento de células B de alto peso molecular. Su receptor se expresa fundamentalmente en los linfocitos B activados.

¿Dónde se fabrica?

Las principales fuentes de IL-4 son los linfocitos T y ciertos clones tumorales de linfocitos T y B.

La función principal de Iris es inducir la proliferación de linfocitos B activados.

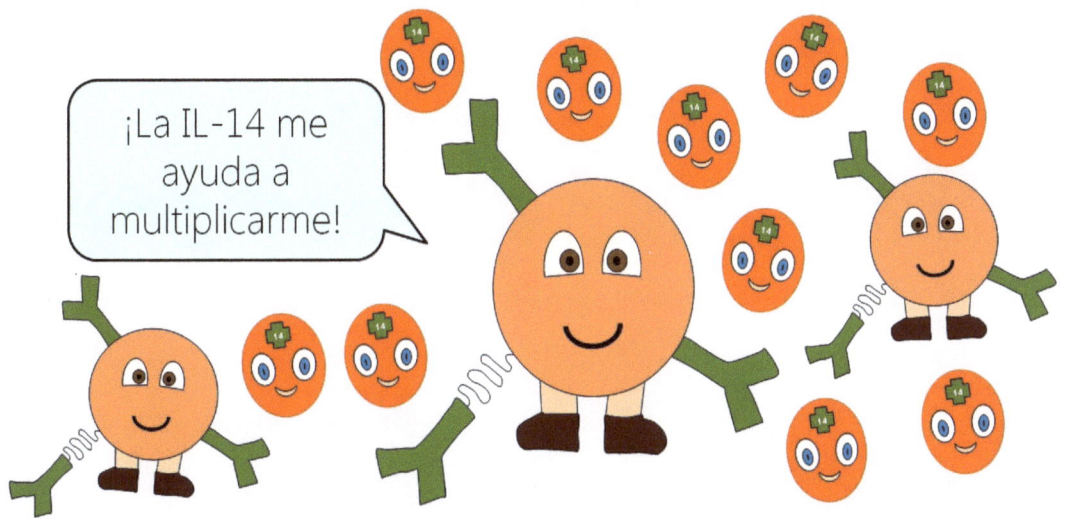

¿Hay personas que no pueden fabricar IL-14?

Hasta la fecha no se han reportado inmunodeficiencias humanas por ausencia de IL-14.

¿Hay personas que fabrican IL-14 en exceso?

Sabemos que la IL-14 favorece la proliferación de los linfocitos B, lo cual podría ser útil para combatir diversas infecciones.

Sin embargo, la actividad de Iris se torna peligrosa si los linfocitos B activados son:

- Malignos, con capacidad de inducir neoplasias de células B (ej. linfomas).

- Autorreactivos, con capacidad de generar enfermedades autoinmunes por producción de autoanticuerpos (ej. lupus eritematoso sistémico, síndrome de Sjögren, artritis reumatoide, etc.).

¿La IL-14 sería un blanco terapéutico en pacientes con neoplasias de células B o autoinmunidad? No lo sabemos aún, pero es una hipótesis que podría ser investigada.

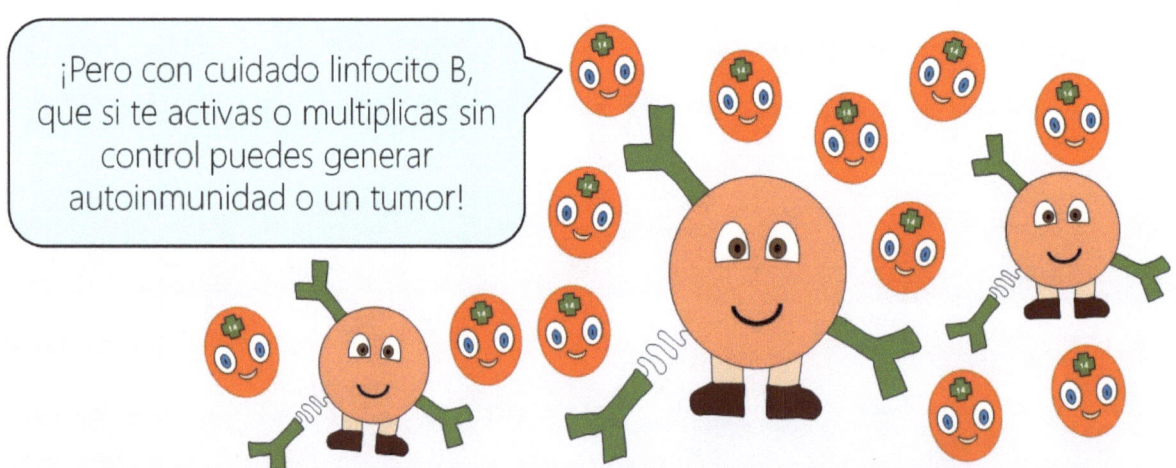

Vicki, la interleucina 15

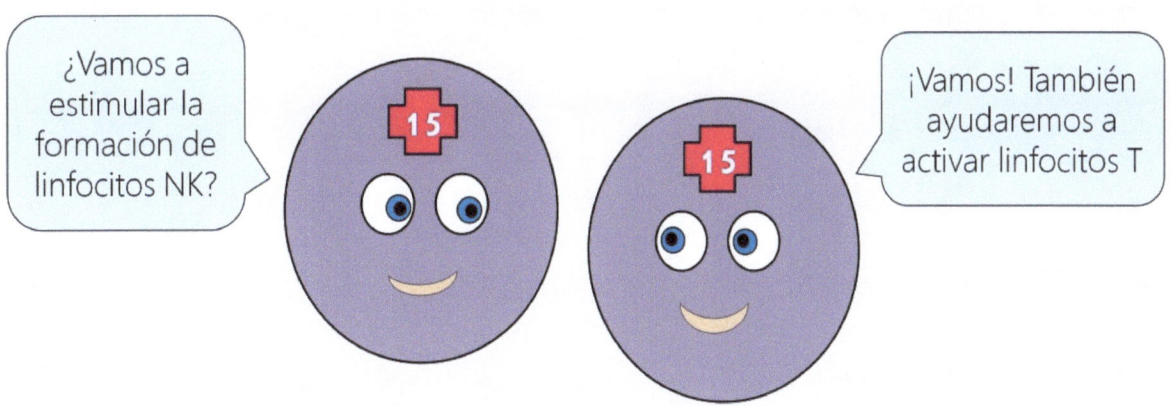

La IL-15 ejerce acciones similares a la IL-2 (son estructuralmente similares), aunque con mayor influencia en la producción de linfocitos NK.

El receptor de Vicki, nuestra IL-15, está formado por 3 subunidades: IL-15Rα, IL-2Rβ y la cadena gamma común (γc). No olvidemos que γc también forma parte de los receptores de las interleucinas 2, 4, 7, 9 y 21.

¿Dónde se fabrica?

Muchas células son capaces de fabricar IL-15, incluyendo monocitos/macrófagos, células dendríticas, linfocitos T CD4 activados, queratinocitos, células del músculo esquelético, fibroblastos, células epiteliales, células estromales de la médula ósea y células nerviosas.

La principal función de la IL-15 es inducir la producción y activación de los linfocitos NK. También activa linfocitos T y células linfoides innatas. Asimismo, favorece la supervivencia de neutrófilos y eosinófilos.

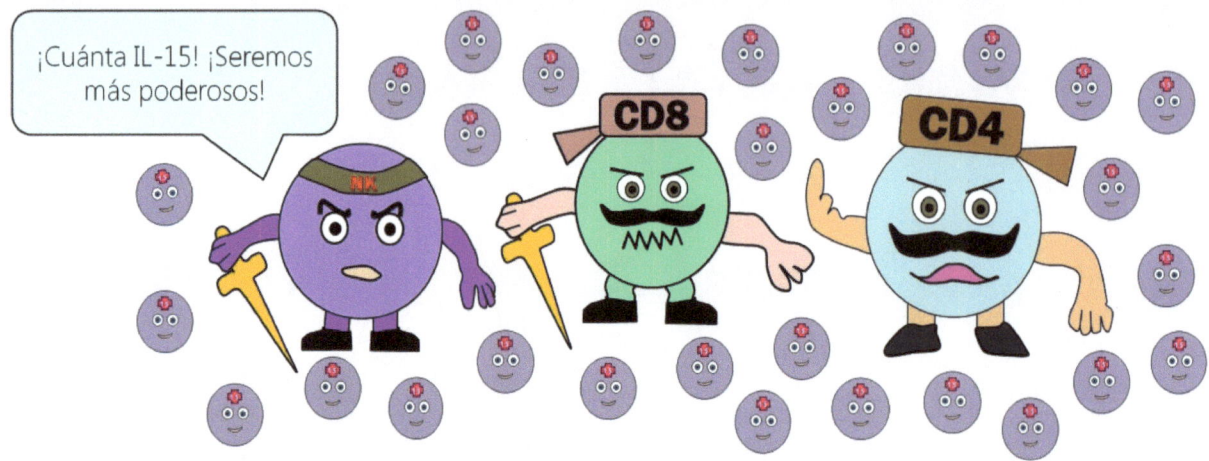

¿Hay personas que no pueden fabricar IL-15 o su receptor?

Los niños con ausencia de la cadena γc (inmunodeficiencia combinada severa ligada al X) no pueden fabricar linfocitos T ni NK debido a la falta de señalización de las interleucinas 2, 7 y 15.

La IL-15 recombinante humana puede servir como tratamiento de neoplasias e inmunodeficiencias al potenciar a los linfocitos T y NK.

¿Hay personas que fabrican IL-15 en exceso o inapropiadamente?

El exceso de IL-15 puede favorecer el desarrollo de patologías autoinmunes (ej. diabetes tipo 1, lupus eritematoso sistémico, sarcoidosis, pénfigo, artritis reumatoide, enfermedad celiaca, psoriasis, etc.). En los pacientes con estas enfermedades podría tener utilidad el uso de anticuerpos monoclonales anti-IL-15.

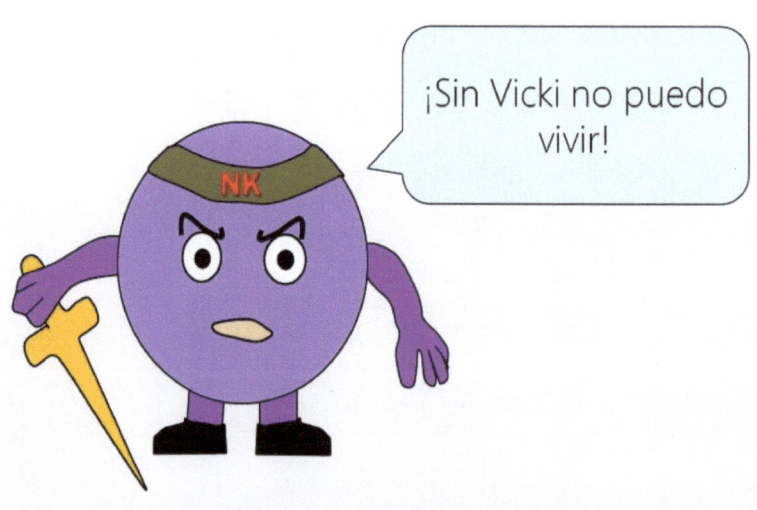

Jess, la interleucina 16

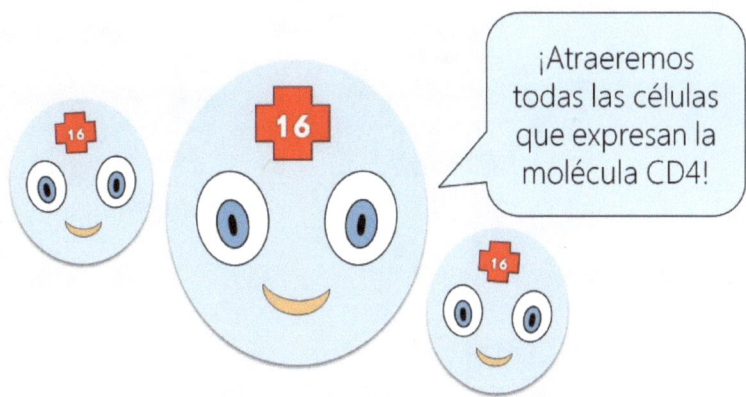

Jess es una citocina con actividad quimiotáctica (atracción de células). Como su receptor es la molécula CD4, Jess atrae las células que expresan esta molécula (ej. linfocitos T CD4, monocitos/macrófagos, células dendríticas, mastocitos, eosinófilos). Por ello, a Jess también se la llamaba factor quimioatrayente de linfocitos.

¿Dónde se fabrica?

Las células que fabrican IL-16 incluyen a los linfocitos T, eosinófilos, mastocitos, monocitos, células dendríticas, células epiteliales y fibroblastos. Jess se sintetiza cuando la caspasa 3 corta a su precursor llamado pro-IL-16.

Además de su habilidad quimiotáctica, Jess modula a los linfocitos T de la siguiente manera:

- Promueve la inmunidad TH1 al activar la secreción de TNF-α, IL-1β e IL-15.

- Reduce la inflamación TH2 al inhibir la síntesis de IL-4 e IL-5.

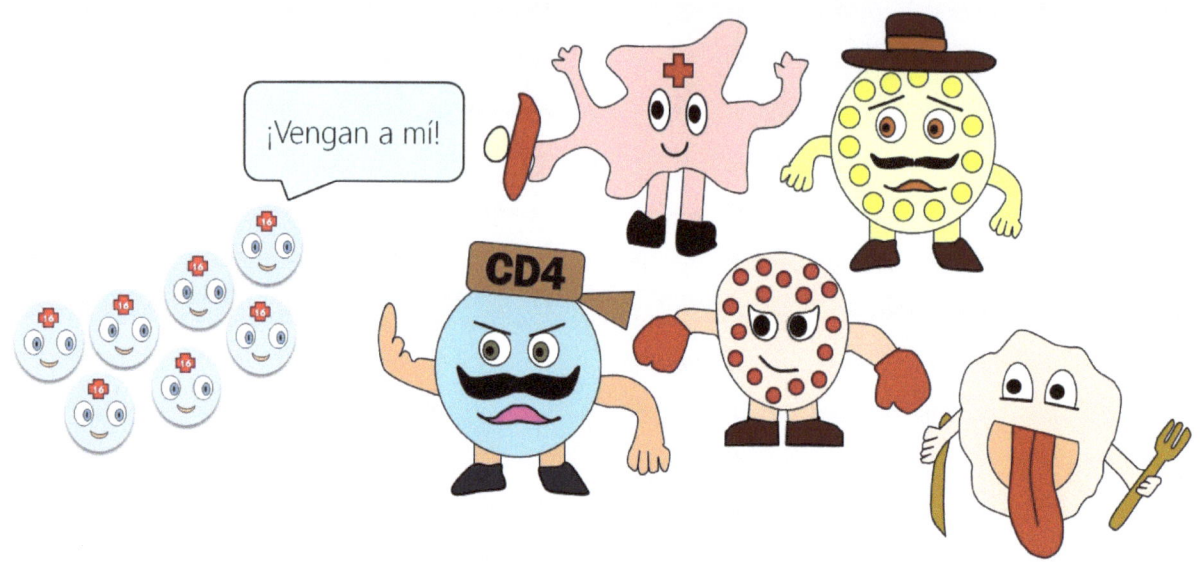

¿Hay personas que no pueden fabricar IL-16 o su receptor?

No se han descrito defectos genéticos en la fabricación de IL-16.

¿Hay personas que fabrican IL-16 en exceso o inapropiadamente?

Polimorfismos en el gen de la IL-16 que incrementan la producción y/o actividad de esta citocina podrían favorecer el desarrollo de procesos inflamatorios (ej. artritis reumatoide, endometriosis, injuria por reperfusión, esclerosis múltiple, hepatitis B crónica, rechazo de trasplantes, neoplasias).

Por ello, el dosaje de IL-16 podría servir como biomarcador de seguimiento en estas patologías. Más aún, los pacientes afectados podrían beneficiarse con el uso de anticuerpos anti-IL-16.

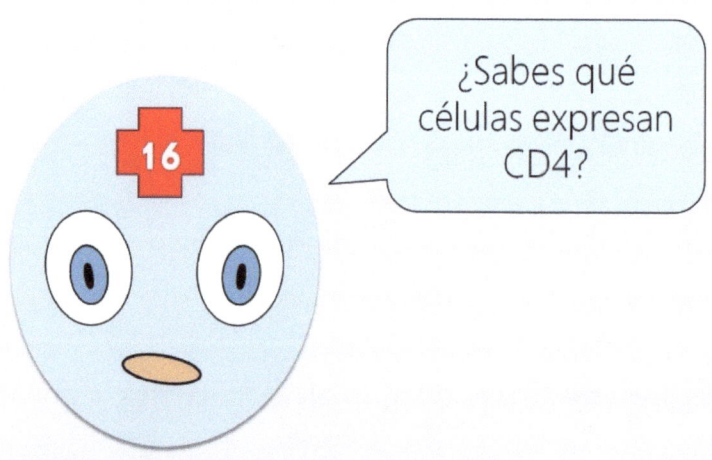

Anne, la IL-17A, y sus hermanas

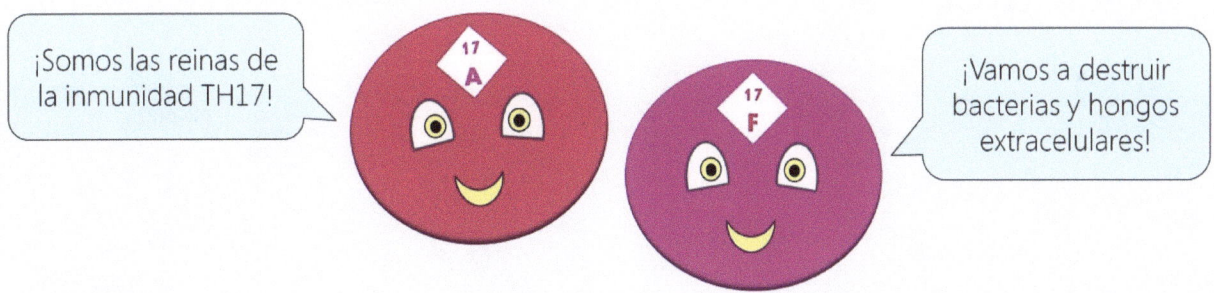

La familia de la IL-17 tiene 6 integrantes: IL-17A, IL-17B, IL-17C, IL-17D, IL-17E (también llamada IL-25) e IL-17F.

Anne es nuestra poderosa IL-17A. Actúa a través de su receptor IL-17RA para protegernos del ataque de hongos y bacterias extracelulares (ej. *Candida albicans*, *Staphylococcus aureus*). Las mismas funciones las cumple su hermana Anna, nuestra IL-17F, mediante su receptor formado por las cadenas IL-17RA e IL-17RC.

¿Dónde se fabrican?

Anne y Anna son producidas principalmente por los linfocitos TH17 y las ILC tipo 3. Tienen varias acciones proinflamatorias:

- Activación de las células epiteliales para aumentar la síntesis de péptidos antimicrobianos y quimiocinas.
- Reclutamiento y activación de los neutrófilos.

¿Hay personas que no pueden fabricar IL-17A o IL-17F?

Los pacientes con mutaciones patogénicas en los genes de la IL-17F, IL-17RA o IL-17RC son susceptibles a infecciones por hongos y bacterias extracelulares, sobre todo por *Candida albicans*.

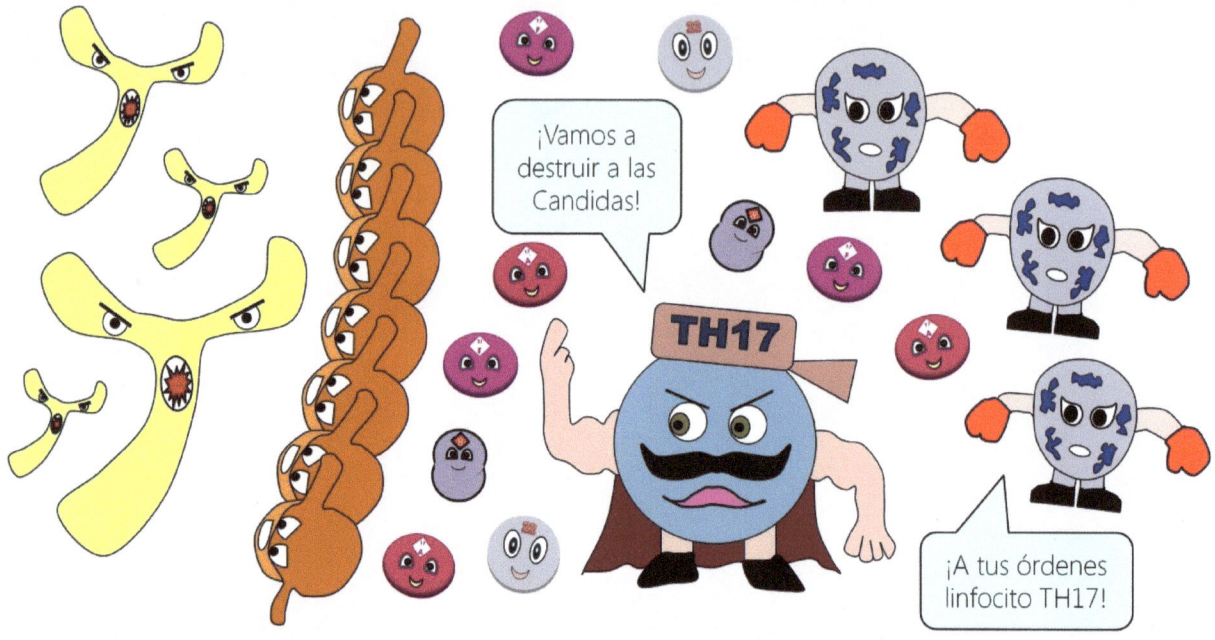

El mismo problema afecta a los pacientes con defectos genéticos que impiden el desarrollo de los linfocitos TH17 (ej. deficiencia de CARD9, STAT3 o ACT1; hiperfunción de STAT1).

¿Hay personas que fabrican IL-17A o IL-17F en exceso?

Varias enfermedades autoinmunes ocurren por un exceso de actividad TH17 con producción de IL-17A e IL-17F (ej. artritis reumatoide, psoriasis, asma neutrofílica). Los pacientes afectados pueden mejorar con fármacos que inhiben estas citocinas, como:

- Secukinumab e Ixekizumab (anticuerpos anti-IL-17A).

- Bimekizumab (inhibidor dual de IL-17A e IL-17F) o Brodalumab (anticuerpo monoclonal anti-IL-17RA).

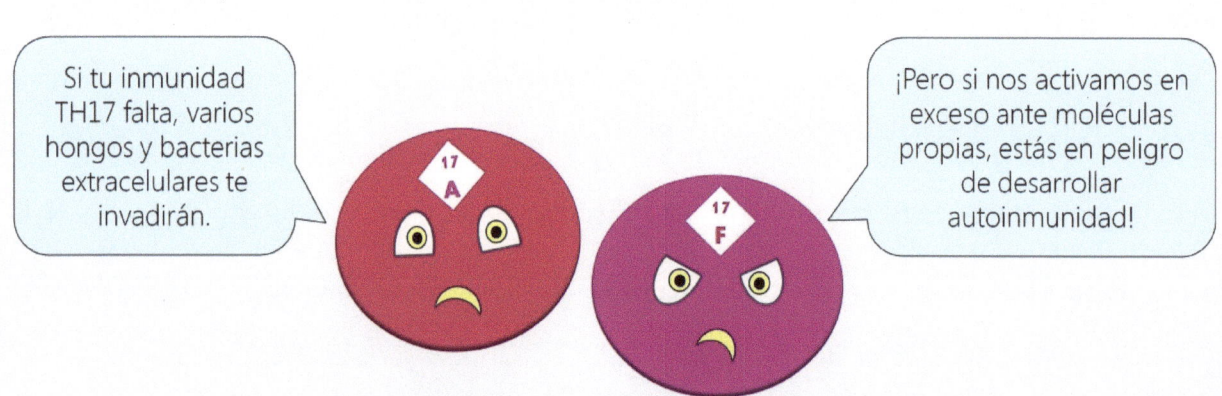

Pía, la interleucina 18

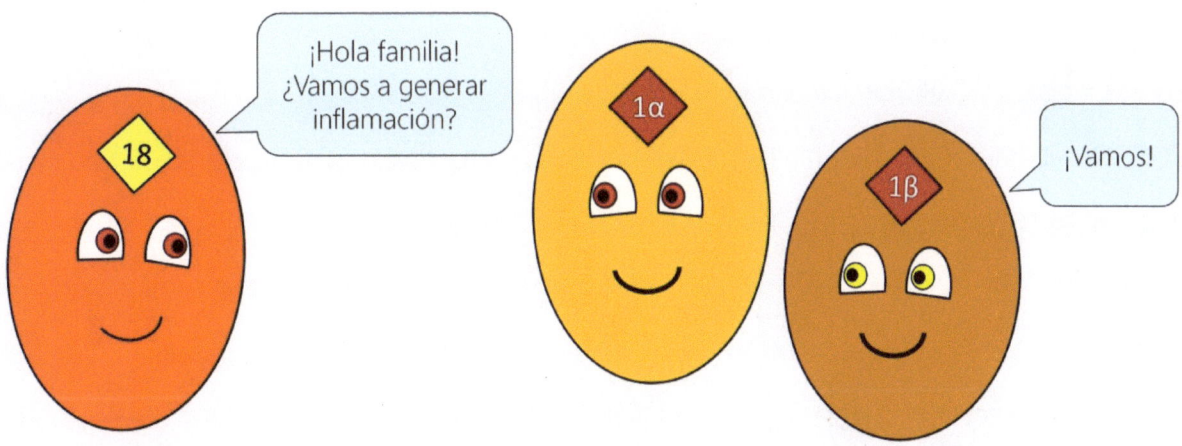

La IL-18 pertenece a la superfamilia de la IL-1. También se la llama 'factor inductor del interferón gamma'. Su actividad biológica puede ser neutralizada por IL-18bp (proteína de unión a la IL-18).

¿Dónde se fabrica?

Pía puede ser fabricada por diversas células como macrófagos, células dendríticas, células epiteliales, condrocitos y osteoblastos.

La acción inflamatoria de Pía incluye la activación de linfocitos TH1 y NK. Induce la síntesis de interferón y la citotoxicidad celular.

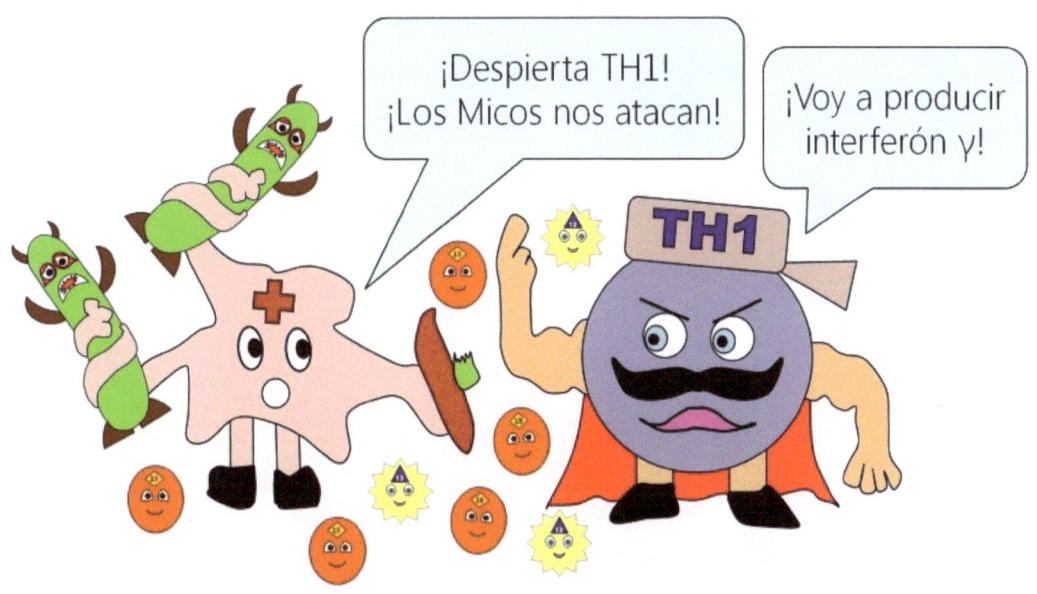

¿Hay personas que no pueden fabricar IL-18?

Hasta la fecha no se han descrito mutaciones patogénicas en el gen de la IL-18.

La IL-18 recombinante humana, por su efecto inflamatorio y potenciador de la inmunidad TH1, puede ser de utilidad en pacientes con cáncer e infecciones crónicas.

¿Hay personas que fabrican IL-18 en exceso?

Sí, un exceso de producción de IL-18 puede favorecer el desarrollo de enfermedades autoinmunes e inflamatorias (ej. artritis reumatoide, psoriasis, esclerosis múltiple, diabetes tipo 1, enfermedad inflamatoria intestinal, enfermedad de Alzheimer, síndrome de activación macrofágica, hemofagocitosis, desórdenes autoinflamatorios).

En pacientes con estas patologías la IL-18 puede ser un blanco terapéutico. Por ejemplo:

- Tadekinig alfa (IL-18bp recombinante humana) se une y neutraliza a la IL-18. Se ha investigado su utilidad para el tratamiento de la artritis reumatoide, la psoriasis y la enfermedad de Still de inicio adulto.

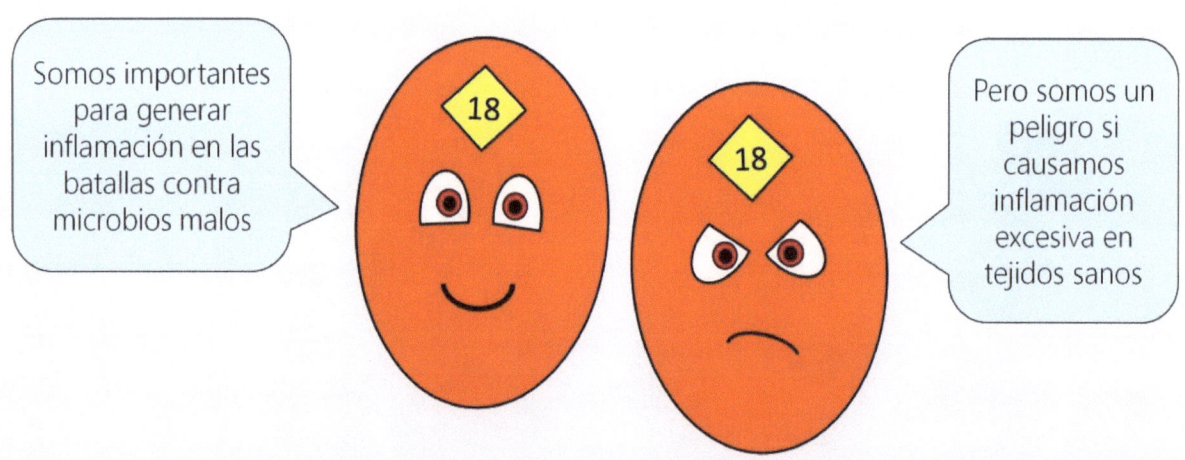

Vane, la interleucina 19

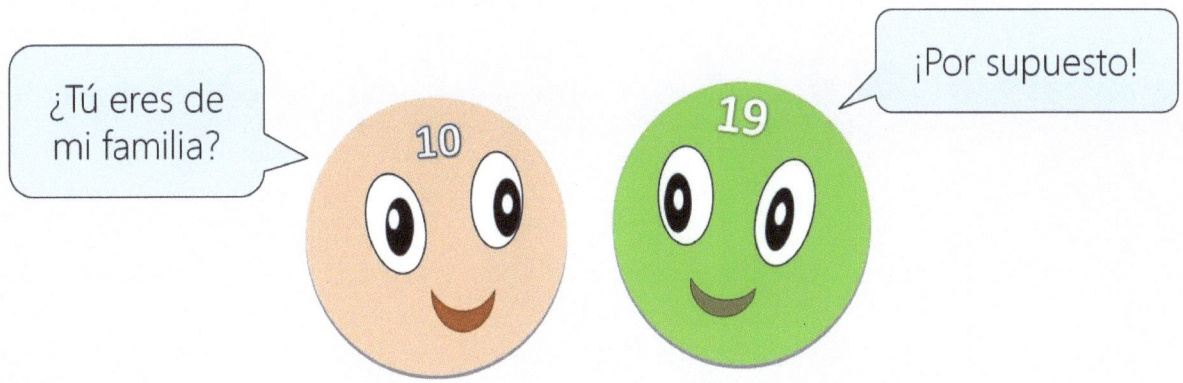

Hasta ahora la IL-19 es una de las interleucinas con menor relevancia diagnóstica y terapéutica. Aún así, es necesario conocerla.

La IL-19 pertenece a la familia de la interleucina 10 junto a varias citocinas más (IL-10, IL-20, IL-22, IL-24, IL-26, IL-28, IL-29). Sin embargo, a diferencia de la IL-10 que tiene actividad fundamentalmente reguladora, la IL-19 puede favorecer la activación del ejército TH2 y la proliferación de queratinocitos a través de su receptor conformado por las subunidades IL-20R1 e IL-20R2.

¿Dónde se fabrica?

Vane es fabricada por diversas células, incluyendo monocitos, queratinocitos, células endoteliales, células epiteliales y linfocitos B.

Vane puede favorecer la producción de interleucinas 4, 5, 10 y 13 por los linfocitos T, favoreciendo así la inmunidad TH2. También es capaz de inducir la expresión del factor de crecimiento de queratinocitos (KGF).

¿Hay personas que no pueden fabricar IL-19?

Hasta el mejor de nuestro conocimiento, no existen reportes de personas con inmunodeficiencia primaria por falta de producción de IL-19.

¿Hay personas que fabrican IL-19 en exceso?

Se han reportado niveles incrementados de IL-19 en pacientes con asma bronquial. El exceso de IL-19 podría favorecer el desarrollo de enfermedades alérgicas TH2 como el asma o la dermatitis atópica.

Por otro lado, mediante la inducción del factor de crecimiento de queratinocitos (KGF), Vane podría favorecer la aparición de psoriasis.

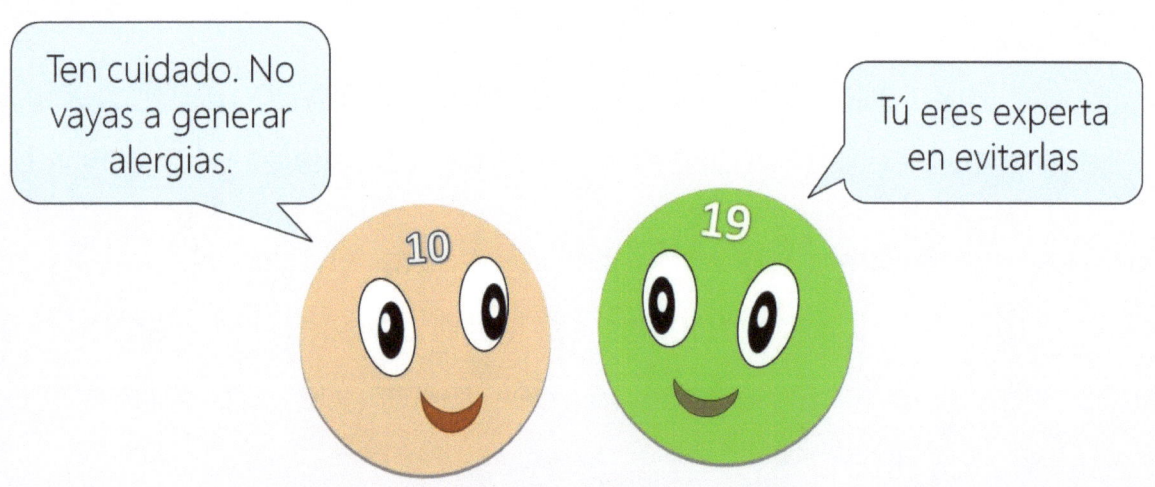

Kate, la interleucina 20

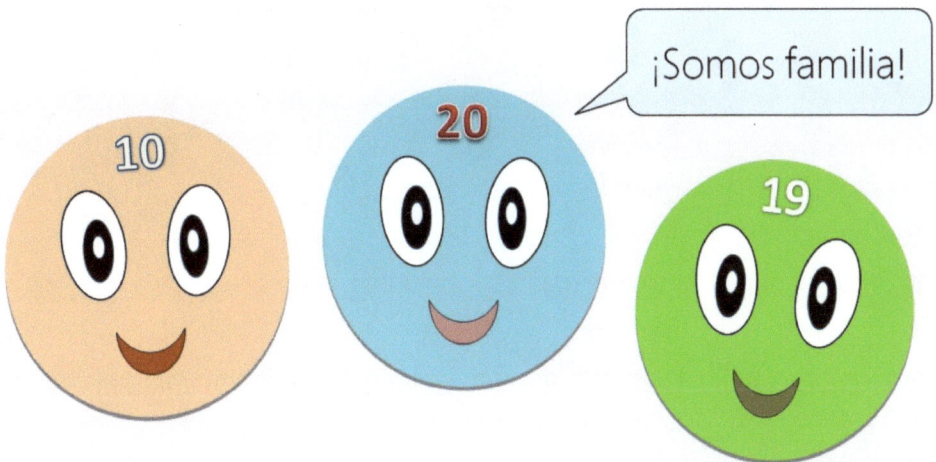

Kate pertenece a la familia de la interleucina IL-10, que incluye también a las interleucinas 19, 22, 24, 26, 28 y 29. También se menciona a Kate como jefa de la 'subfamilia de la IL-20', junto a las interleucinas 19, 22, 24 y 26, debido a que comparten subunidades en sus respectivos receptores.

Kate actúa a través de 2 tipos de receptores: uno de ellos consta de las subunidades IL-20R1 e IL-20R2; el otro está formado por las cadenas IL-22R1 e IL-20R2.

¿Dónde se fabrica?

Kate puede ser sintetizada por monocitos, queratinocitos, células epiteliales, células dendríticas y células endoteliales.

A diferencia de la IL-10, Kate es esencialmente proinflamatoria. Una de sus principales actividades es inducir la proliferación y diferenciación de células epiteliales durante procesos inflamatorios, especialmente en la piel. También podría favorecer la expansión de progenitores hematopoyéticos multipotentes.

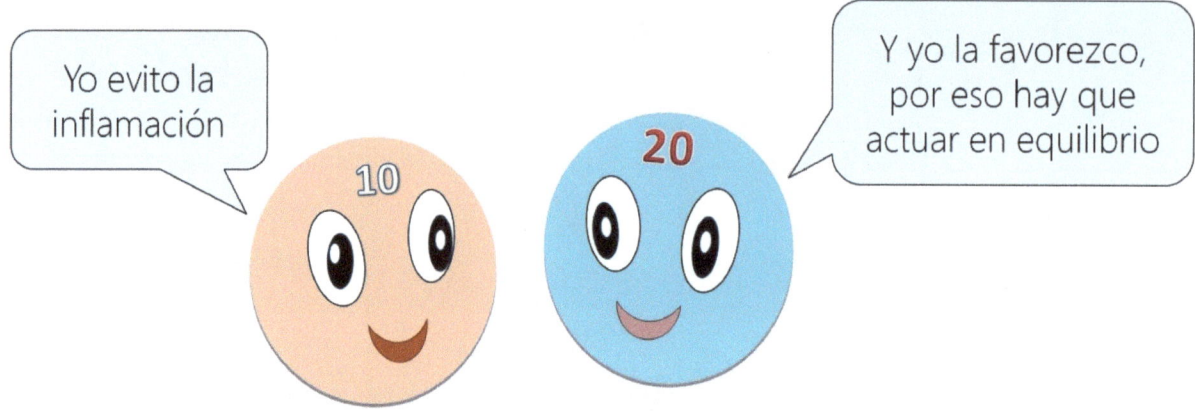

¿Hay personas que no pueden fabricar IL-20 o su receptor?

No se han reportado personas con defectos monogénicos de la IL-20 clínicamente relevantes.

¿Hay personas que fabrican IL-20 en exceso?

Similar a la IL-19, Kate puede tener un rol inductor en la patogénesis de la psoriasis. Además, se ha reportado un exceso de actividad de IL-20 en otras enfermedades inflamatorias (asma, artritis reumatoide, lupus eritematoso sistémico, obesidad, aterosclerosis, colitis ulcerativa, osteoporosis, mieloma múltiple).

Por ello, Kate puede representar un biomarcador de la actividad de esas patologías, así como ser un blanco terapéutico para desarrollar nuevas terapias biológicas.

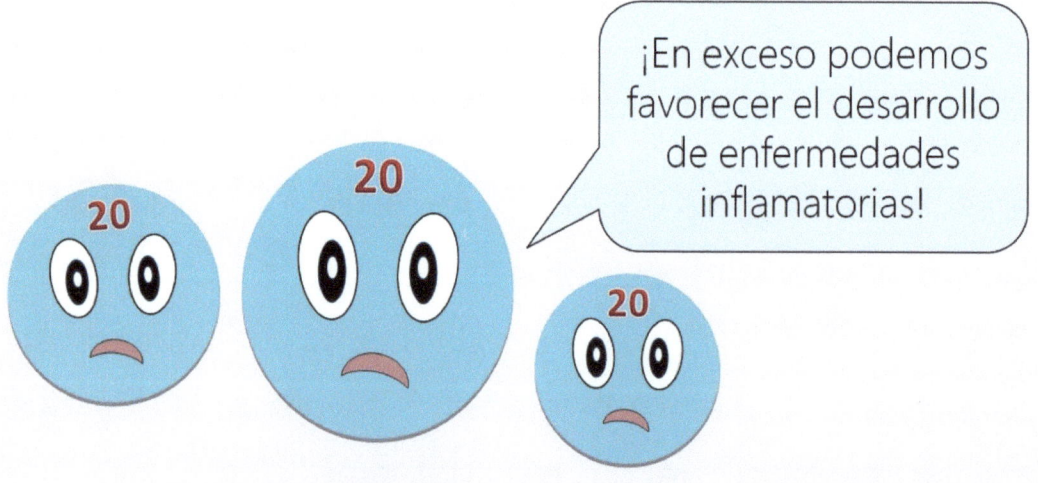

Lisa, la interleucina 21

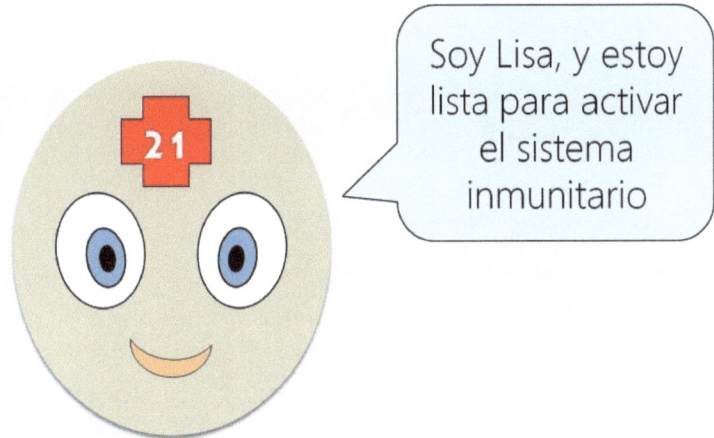

Lisa ejerce sus acciones potenciadoras del sistema inmune a través de su receptor IL-21R, conformado por la subunidad IL-21Rα y la cadena gamma común (γc). Recordemos que γc también forma parte de los receptores de las interleucinas 2, 4, 7, 9 y 15.

¿Dónde se fabrica?

La principal fuente de IL-21 son los linfocitos T, sobre todo los colaboradores foliculares, quienes potencian a los linfocitos B en los folículos de los órganos linfoides secundarios (ej. ganglios linfáticos y bazo). Otras fuentes de IL-21 son los linfocitos TH2, TH9, TH17 y NKT.

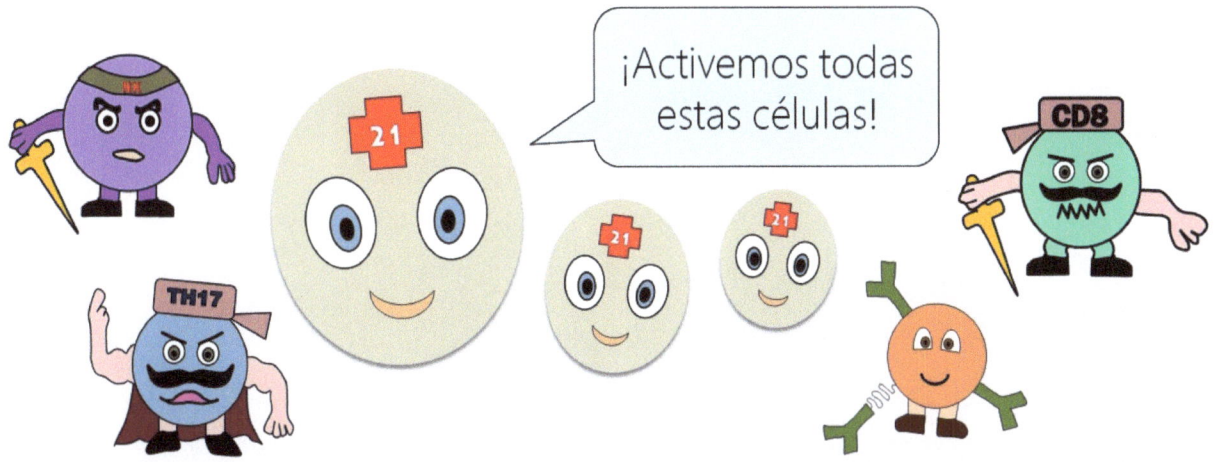

Lisa es capaz de inducir:

- Proliferación, especialización y maduración de los linfocitos B.
- Actividad citotóxica de los linfocitos T CD8 y NK.
- Activación de los linfocitos TH17.

¿Hay personas que no pueden fabricar IL-21?

La inmunodeficiencia combinada severa ligada al X (X-SCID) ocurre por defectos genéticos de la cadena γc. Los pacientes con X-SCID son susceptibles a todo tipo de microbios porque la señalización de las interleucinas 2, 4, 7, 9, 15 y 21 está deteriorada.

La IL-21 recombinante humana (Denenicokin) puede servir como tratamiento de neoplasias e infecciones virales crónicas al potenciar a los linfocitos T CD8 y NK.

¿Hay personas que fabrican IL-21 en exceso?

La producción excesiva de IL-21 ante moléculas propias favorece el desarrollo de enfermedades autoinmunes (ej. lupus eritematoso sistémicos, artritis reumatoide, psoriasis, diabetes tipo1). Los anticuerpos monoclonales anti-IL-21 podrían tener un rol terapéutico en estas enfermedades.

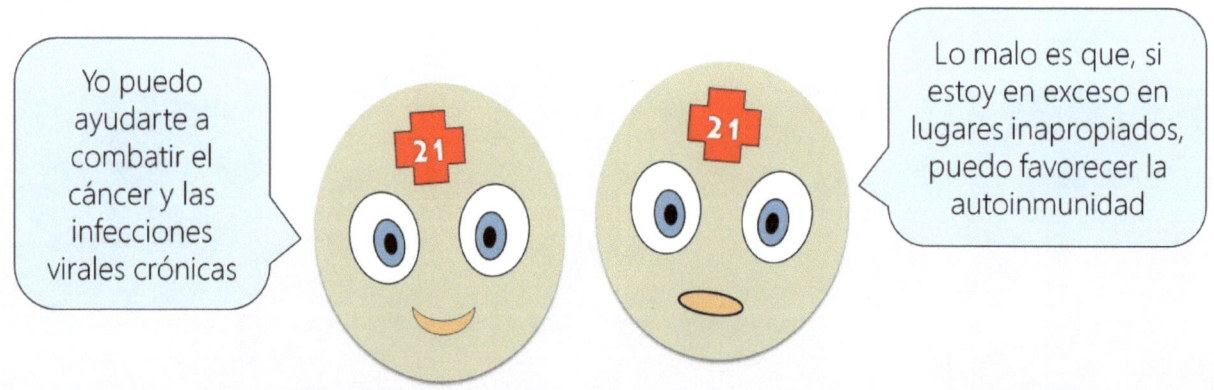

Sami, la interleucina 22

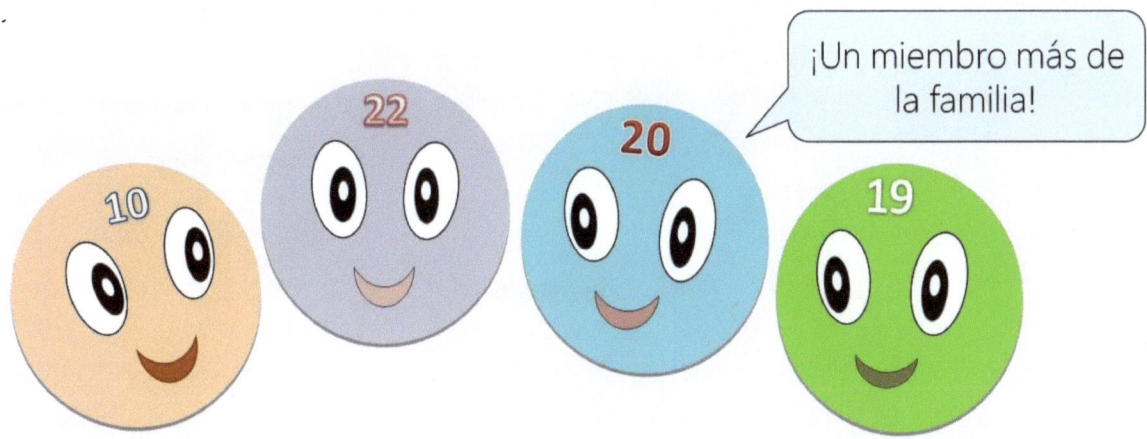

Nuestra maravillosa Sami pertenece a la familia de la IL-10 y la subfamilia de la IL-20. Su receptor está conformado por las cadenas IL-22R1 e IL-10R2.

Una característica diferencial de Sami entre las citocinas radica en que es fabricada por células inmunes pero actúa sobre células estromales no hematopoyéticas.

¿Dónde se fabrica?

Sami puede ser fabricada por distintas células: linfocitos TH22, linfocitos TH17, células linfoides innatas tipo 3, células inductoras de tejido linfoide, mastocitos y linfocitos NK.

Las principales células diana de la IL-22 son los queratinocitos y las células epiteliales renales, intestinales, hepáticas, pancreáticas y pulmonares.

Sami favorece la defensa contra microbios patógenos, la síntesis de péptidos antimicrobianos (ej. defensinas), la proliferación celular y la reparación tisular.

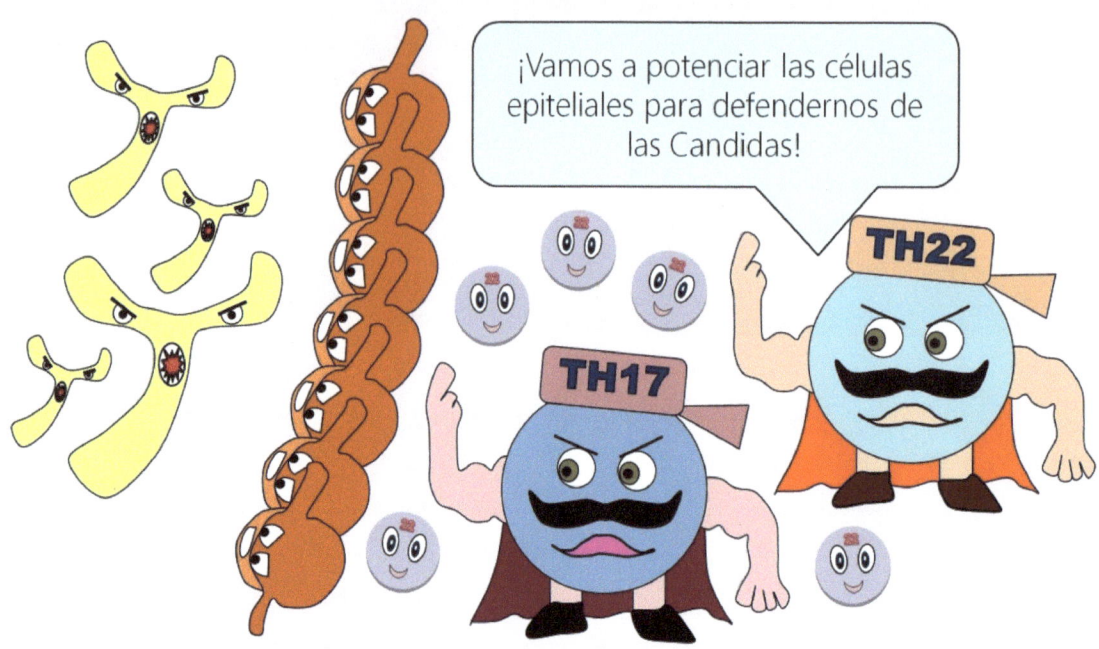

¿Hay personas que no pueden fabricar IL-22?

Los pacientes con defectos genéticos en la inmunidad TH17 (ej. hiperfunción de STAT1, deficiencia de CARD9) tienen menor capacidad de síntesis de IL-22 para la defensa de piel y mucosas, presentando susceptibilidad a infecciones por hongos y bacterias.

¿Hay personas que fabrican IL-22 en exceso o inapropiadamente?

Los pacientes con psoriasis y dermatitis atópica presentan niveles elevados de IL-22 en la piel. Al inducir la proliferación de células epiteliales, Sami podría favorecer el desarrollo de neoplasias y otras enfermedades inflamatorias (ej. artritis reumatoide).

Fezakinumab (anti-IL-22) no llegó a ser comercializado.

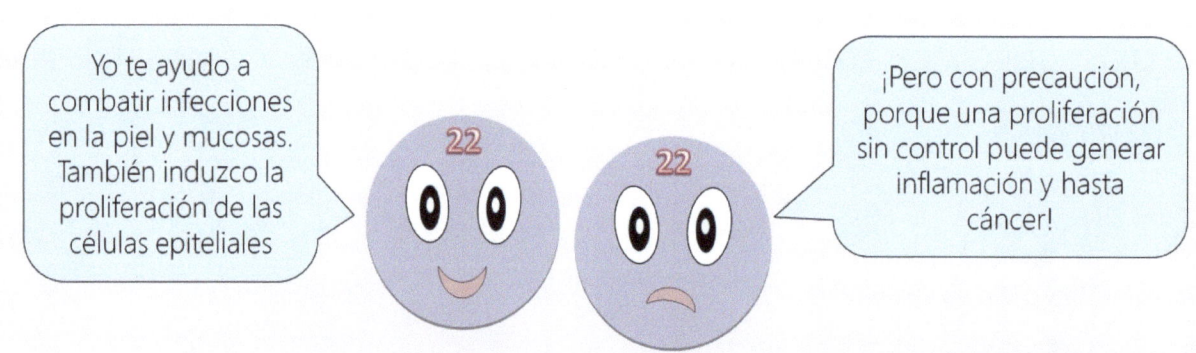

Mari, la interleucina 23

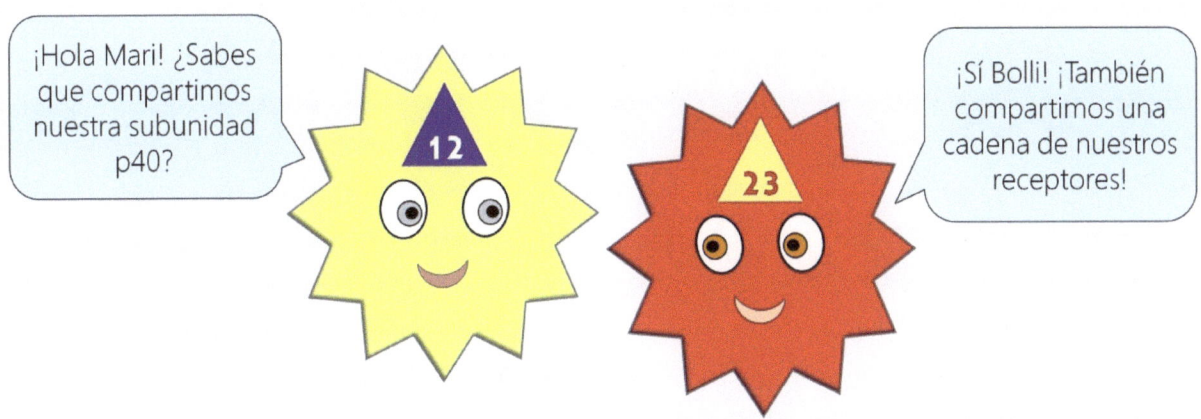

Mari tiene 2 subunidades: IL-23p19 e IL-12p40. Recordemos que IL-12p40 también es parte de Bolli, la IL-12.

El receptor de Mari está compuesto por 2 cadenas: IL-12Rβ1 (también es parte del receptor de la IL-12) e IL-23R.

¿Dónde se fabrica?

Mari es producida principalmente por células dendríticas y macrófagos durante el ataque de bacterias y hongos extracelulares (ej. *Candida albicans*). Mari colabora en la lucha contra estos microbios al inducir la diferenciación de nuestros linfocitos TH17.

¿Hay personas que no pueden fabricar IL-23?

Las personas con defectos genéticos en la subunidad IL-12p40 o en la cadena IL-12Rβ1 tienen problemas en la señalización de las interleucinas 12 y 23, quedando susceptibles a infecciones tanto por microbios intracelulares (ej. micobacterias, *Salmonella spp*, *Histoplasma capsulatum*) como extracelulares (ej. *Candida albicans*).

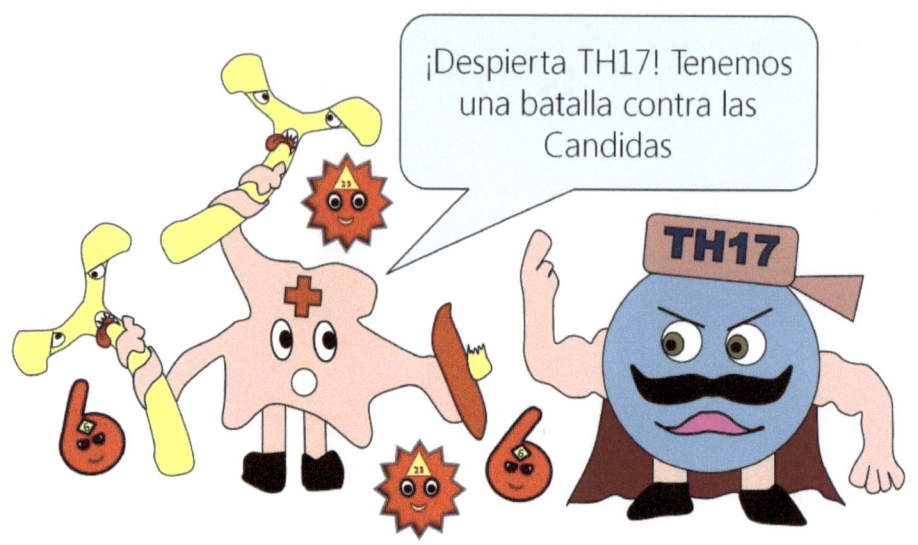

¿Hay personas que fabrican IL-23 en exceso?

El exceso de producción de IL-23 ante moléculas propias puede conducir al desarrollo de enfermedades inflamatorias (ej. psoriasis, enfermedad de Crohn, espondiloartropatías, lupus). Los pacientes afectados por estas enfermedades podrían beneficiarse con la neutralización de la IL-23. Por ejemplo:

- Los anticuerpos monoclonales Guselkumab y Tildrakizumab están dirigidos contra la subunidad IL-23p19, inhibiendo asi la actividad del ejército inmune TH17.

- El fármaco biológico Ustekinumab neutraliza la subunidad IL-12p40 de las interleucinas 12 y 23. Así, ejerce un efecto inhibidor sobre los ejércitos TH1 y TH17.

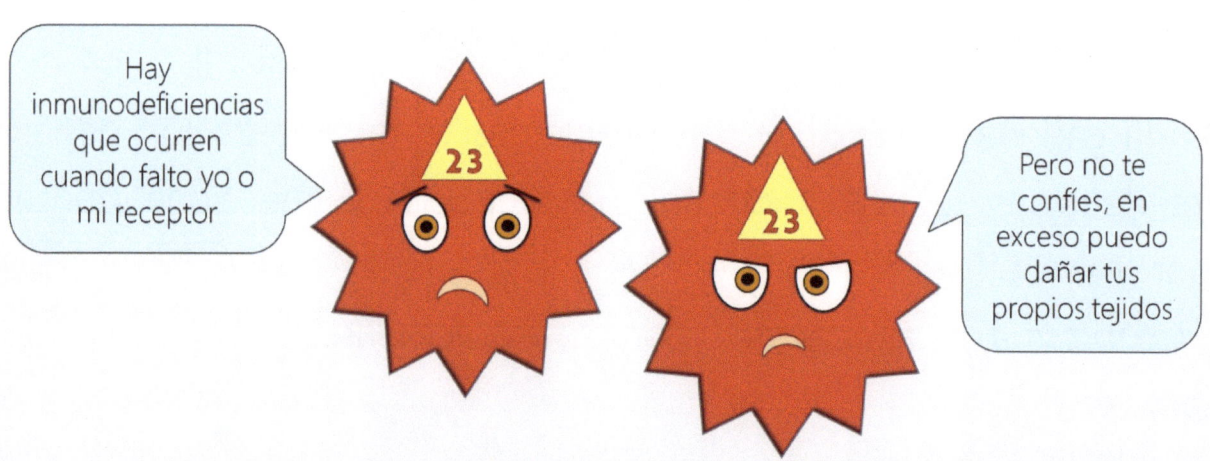

Lila, la interleucina 24

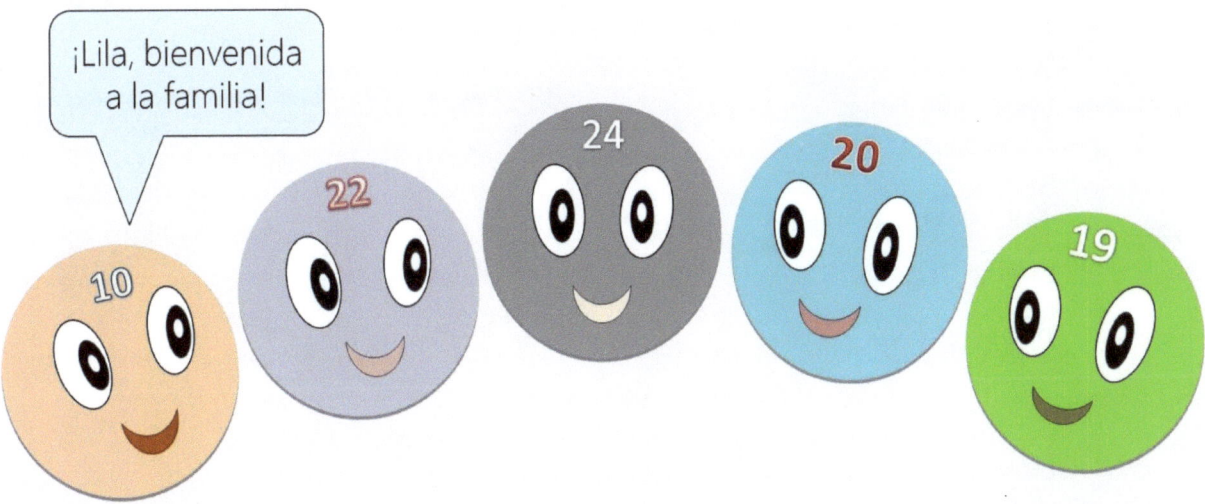

Lila, también llamada MDA-7 (melanoma differentiation associated gene-7), pertenece a la familia de la IL-10 y la subfamilia de la IL-20. Ejerce sus funciones a través de 2 receptores: IL-20R1/IL-20R2 e IL-22R1/IL-20R2.

A Lila le encanta inhibir el crecimiento de las células malignas causantes del cáncer.

¿Dónde se fabrica?

Lila puede ser fabricada por células hematopoyéticas (ej. monocitos, linfocitos T, linfocitos B) y no hematopoyéticas (ej. melanocitos, queratinocitos). Tiene diversas funciones biológicas relacionadas a la proliferación, diferenciación y apoptosis celular. Sin embargo, su capacidad más reconocida es bloquear la proliferación de células tumorales.

Estudios recientes han demostrado que la IL-24 puede tener actividad contra el virus de la influenza.

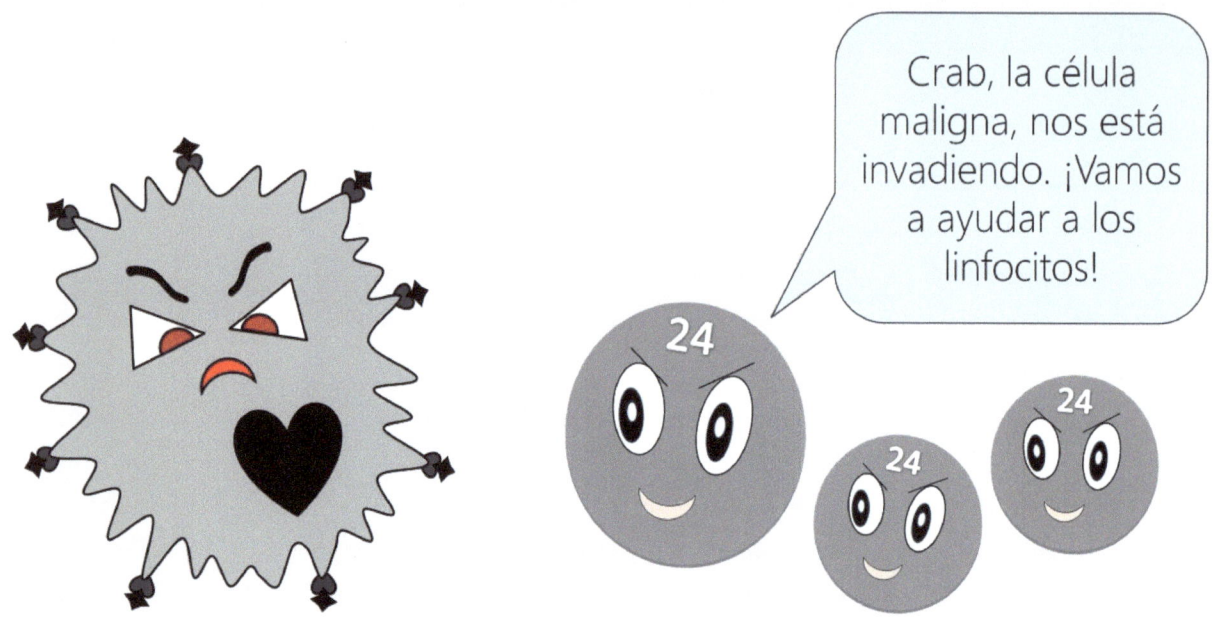

¿Hay personas que no pueden fabricar IL-24?

No se han descrito inmunodeficiencias primarias por mutaciones en el gen de la IL-24.

En los pacientes con cáncer el tratamiento con IL-24 puede inhibir el crecimiento de las células malignas.

¿Hay personas que fabrican IL-24 en exceso o inapropiadamente?

El exceso de IL-24 podría favorecer la aparición de ciertas enfermedades inflamatorias como la psoriasis.

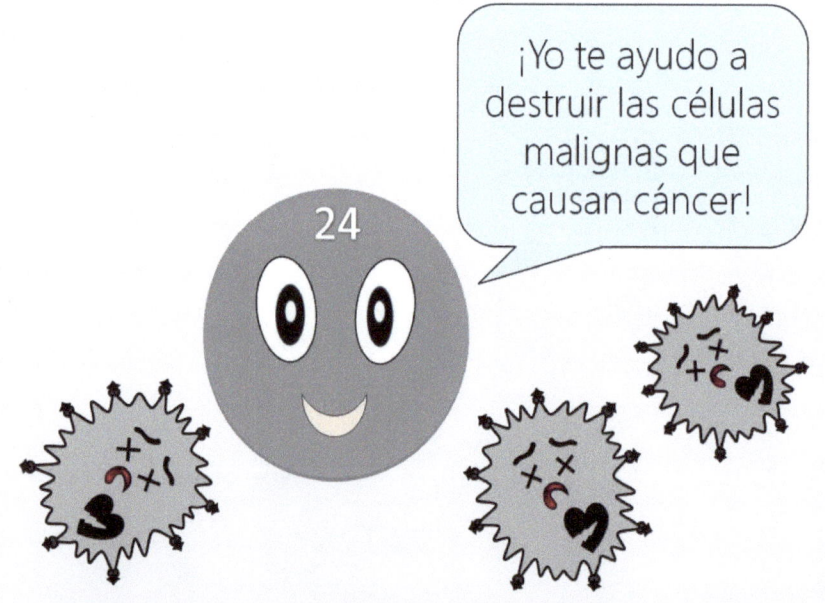

Flor, la interleucina 25

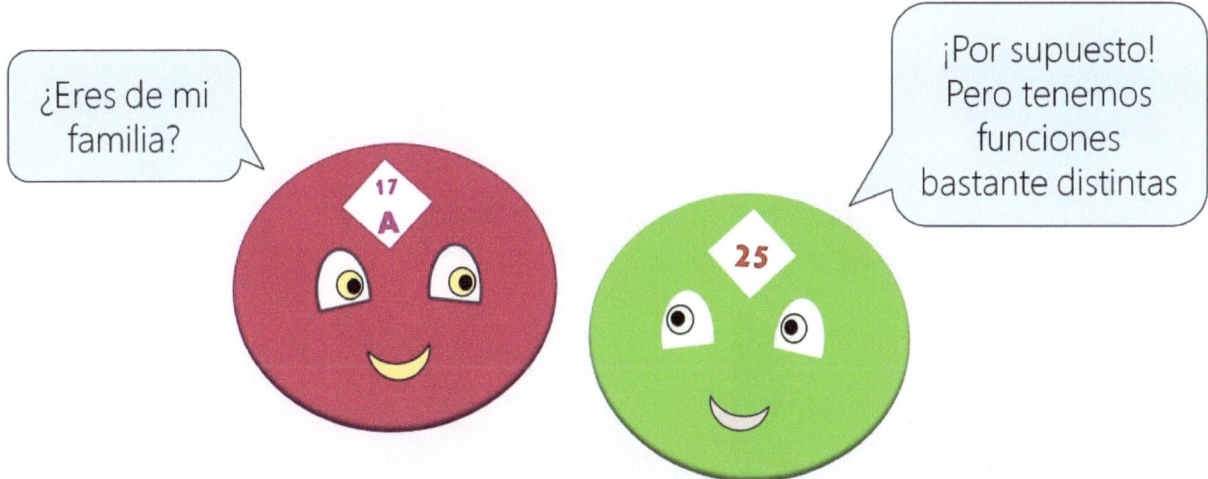

Flor, también conocida como IL-17E, pertenece a la familia de la interleucina 17. Sin embargo, a diferencia de sus hermanas IL-17A e IL-17F, Flor es una citocina inductora del ejército TH2. Su receptor tiene 2 cadenas: IL-17RA e IL-17RB.

¿Dónde se fabrica?

Flor es fabricada por células epiteliales y distintas células del ejército TH2 (linfocitos TH2, eosinófilos, mastocitos y basófilos).

Flor activa a nuestro ejército TH2 en la batalla contra los helmintos, aumentando la síntesis de IgE y de las interleucinas 4, 5, 9 y 13.

Es muy interesante señalar que, al igual que la IL-24, Flor tiene la capacidad de destruir a las células malignas causantes del cáncer.

¿Hay personas que no pueden fabricar IL-25 o su receptor?

Los ratones deficientes en IL-25 tienen menor capacidad para eliminar al helminto *Nippostrongylus brasiliensis*.

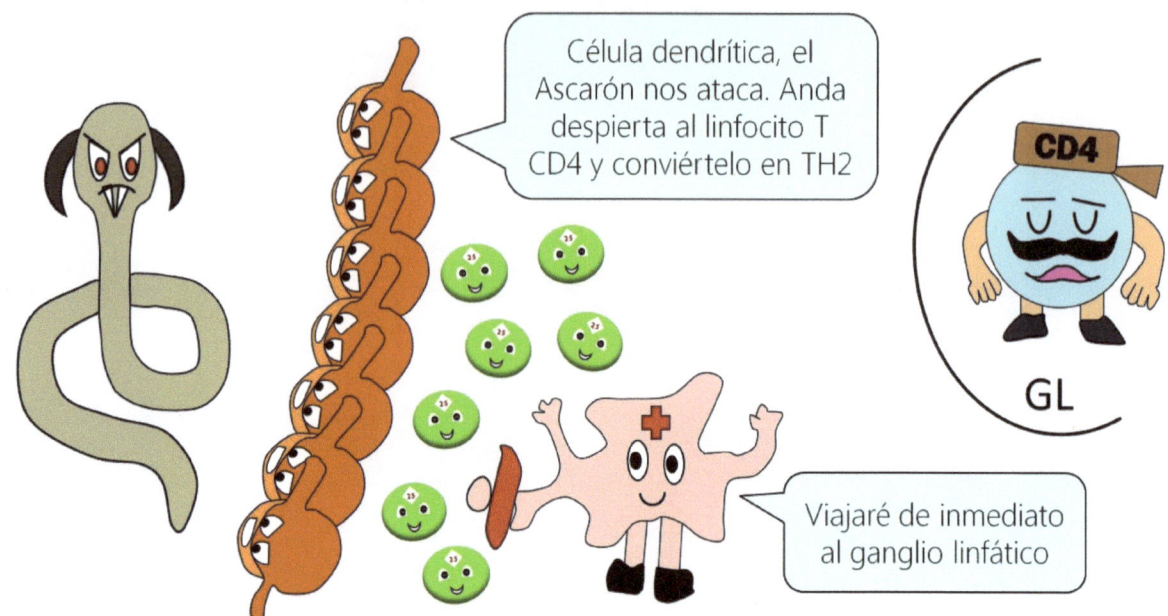

Los pacientes con mutaciones genéticas en IL-17RA son susceptibles a infecciones por hongos y bacterias extracelulares, por defectos en la señalización de IL-17A e IL-17F.

La IL-25 es un tratamiento potencial para el cáncer.

¿Hay personas que fabrican IL-25 en exceso o inapropiadamente?

El exceso de producción de IL-25 ante moléculas beneficiosas o inofensivas (ej. ácaros *Dermatophagoides*) conduce al desarrollo de alergias TH2 (ej. asma, rinitis alérgica). Los pacientes con estas patologías podrían beneficiarse de terapias biológicas anti-IL-25.

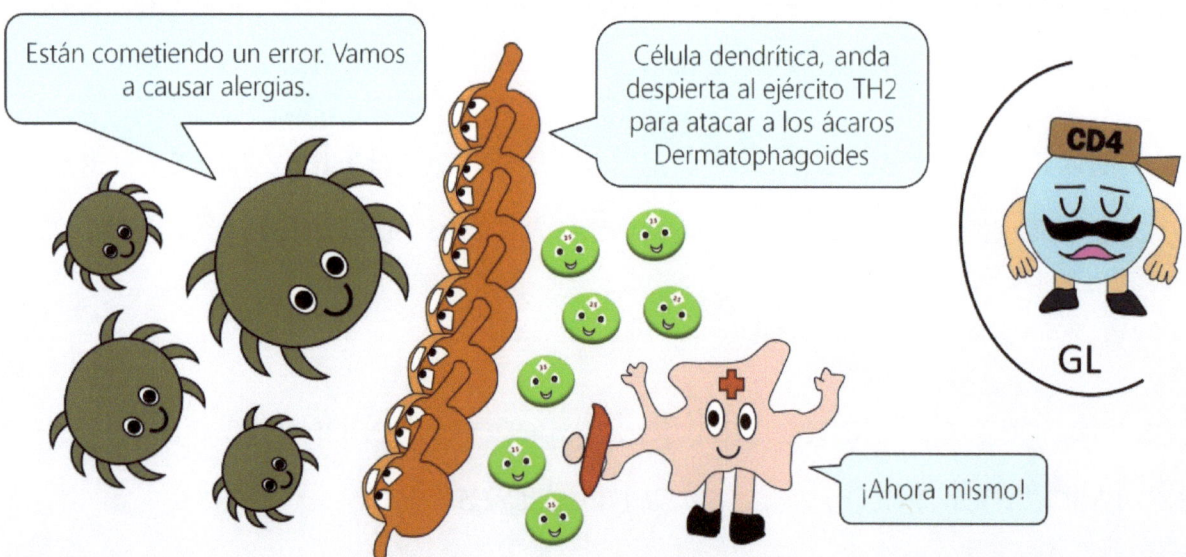

Shen, la interleucina 26

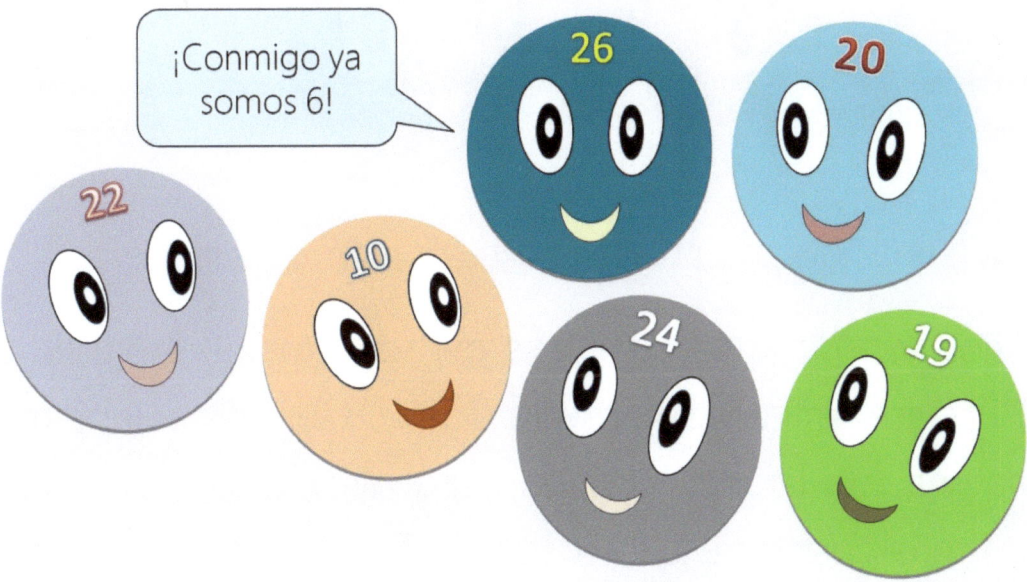

Shen forma parte de la familia de la IL-10 y de la subfamilia de la IL-20. Su receptor consta de dos cadenas: IL-10R2 e IL-20R1.

¿Dónde se fabrica?

Las células capaces de fabricar a Shen son nuestros linfocitos T, especialmente los TH17, y nuestros linfocitos NK. Shen tiene diversas acciones antimicrobianas:

- Promueve la secreción de las citocinas proinflamatorias IL-1β, IL-8 y TNF-α. Recordemos que la IL-8 atrae a los neutrófilos.

- Destruye bacterias extracelulares mediante la formación de poros de membrana.

- Participa en el reconocimiento de ADN microbiano.

- Favorece la defensa antiviral mediante la activación de los interferones.

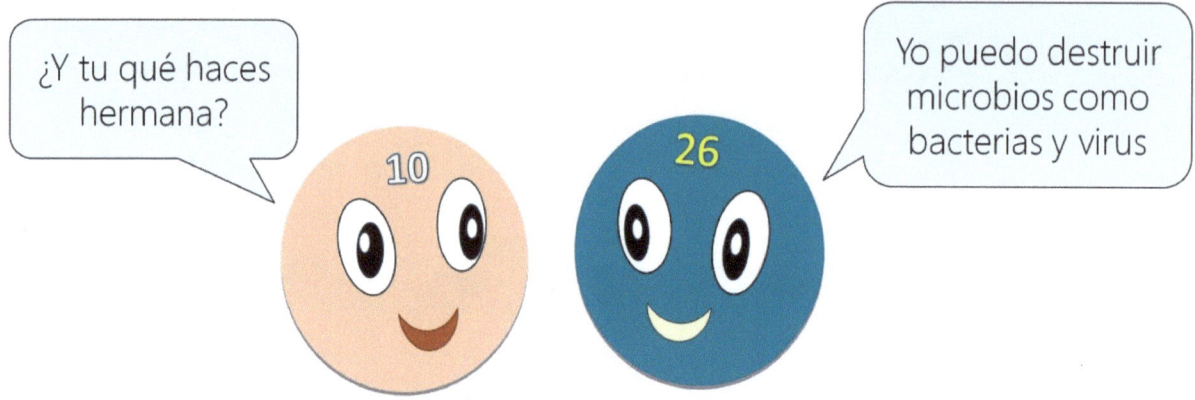

¿Hay personas que no pueden fabricar IL-26 o su receptor?

Los niños con defectos genéticos del receptor de IL-10 (IL-10R1/IL-10R2) sufren inflamación severa de inicio temprano (enfermedad inflamatoria intestinal con fístulas perianales, foliculitis, artritis) por falta de señalización de la IL-10.

La IL-26 podría ser útil para tratar la lisis ósea por osteoclastos.

¿Hay personas que fabrican IL-26 en exceso?

La IL-26 fabricada por los linfocitos TH17 puede favorecer el desarrollo de enfermedad de Crohn, artritis reumatoide y esclerosis múltiple. Las terapias inhibidoras del ejército TH17 son de utilidad en los pacientes con estas enfermedades autoinmunes.

Shen quizás sirva como biomarcador de enfermedades neutrofílicas como el asma no mediado por TH2.

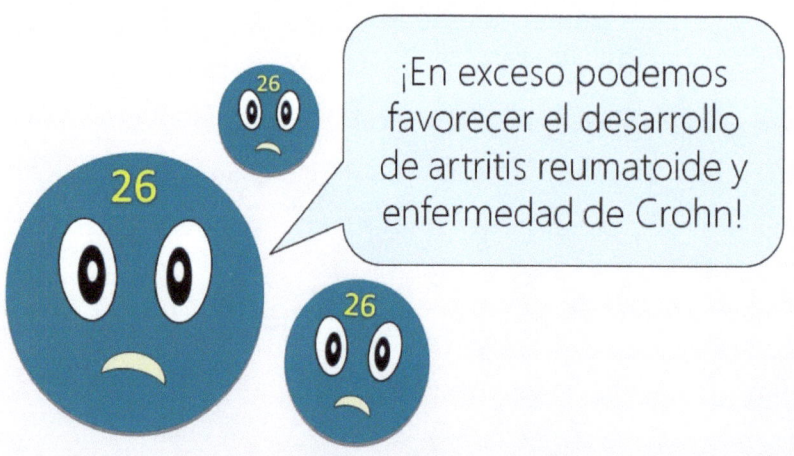

Luna, la interleucina 27

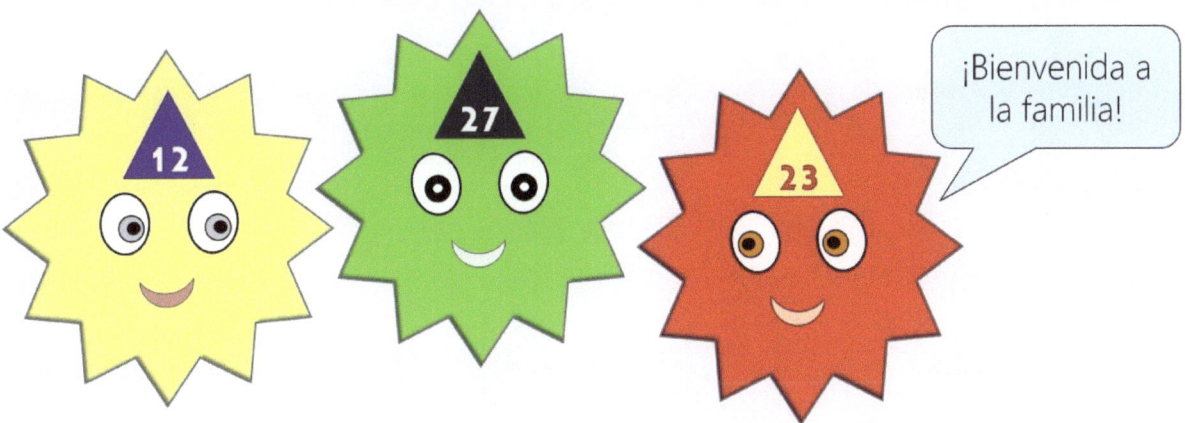

Luna, nuestra hermosa interleucina 27, es parte de la familia de la IL-12. Tiene 2 subunidades: p28 (¡esta subunidad es la IL-30!) y EBI-3. Su receptor consta de 2 cadenas: gp130 (también forma parte de los receptores de IL-6, IL-11 e IL-35) e IL-27Rα.

¿Dónde se fabrica?

Luna, que puede ser fabricada por células dendríticas activadas, macrófagos y células epiteliales, tiene efectos complejos sobre el sistema inmunitario. Sus acciones inflamatorias son:

- Promueve la diferenciación de nuestros linfocitos CD4 TH1 mediante la inducción del factor de transcripción T-bet, para así combatir microbios intracelulares y células tumorales malignas.

- Favorece la activación de nuestros linfocitos NK.

Luna también tiene efectos antiinflamatorios:

- Inhibe la inmunidad TH17 actuando a través de STAT1.

- Induce la síntesis de IL-10 para activar linfocitos T reguladores.

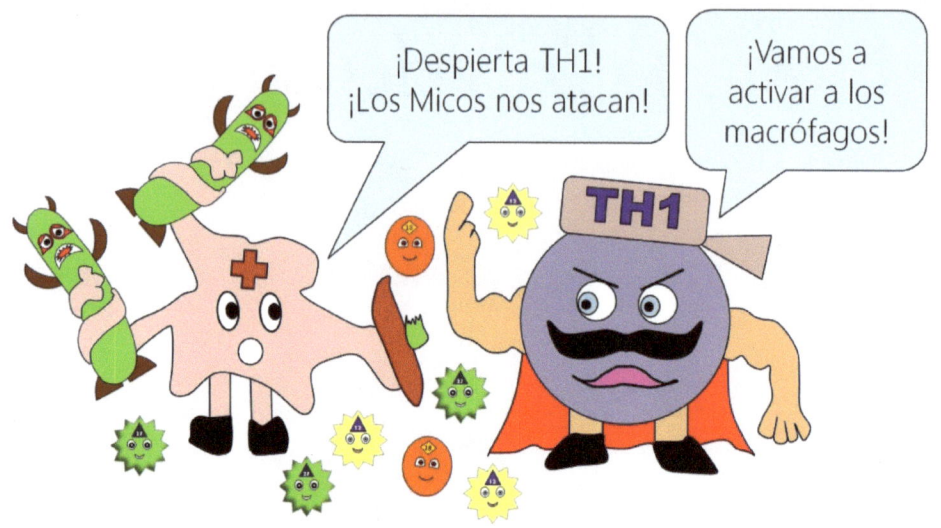

¿Hay personas que no pueden fabricar IL-27 o su receptor?

Los pacientes con ausencia o hipofunción de STAT1 tienen disminuida la señalización de varias citocinas TH1 (ej. interferón γ, IL-27, interferones α y β), quedando susceptibles a infecciones por microorganismos intracelulares como micobacterias y virus.

¿Hay personas que fabrican IL-27 en exceso o inapropiadamente?

Los pacientes con hiperfunción de STAT1 tienen un exceso de actividad de los interferones y la IL-27, resultando en:

- Susceptibilidad a hongos y bacterias extracelulares, como consecuencia de la inhibición del ejército TH17.

- Fenómenos autoinmunes como síndrome lupus-like y hepatitis.

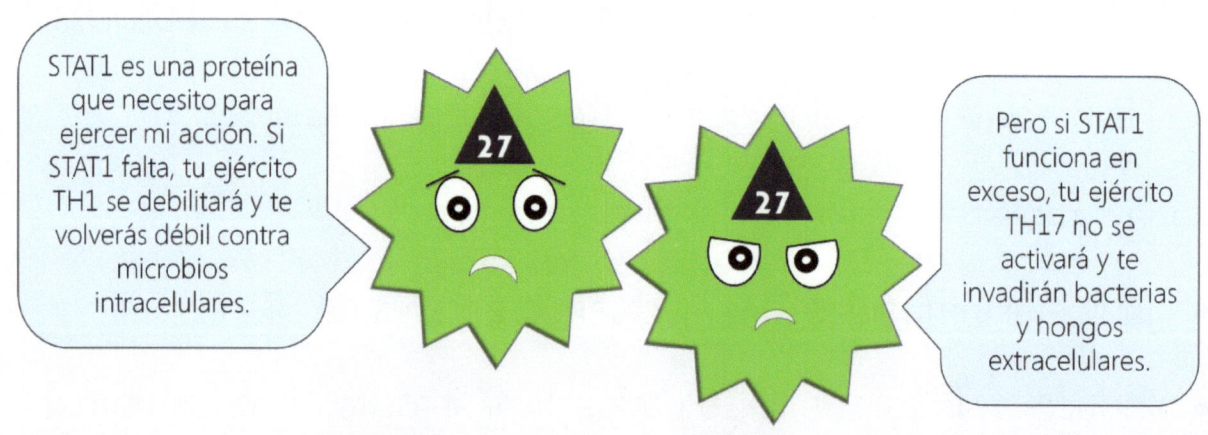

Lili y Lali, las interleucinas 28

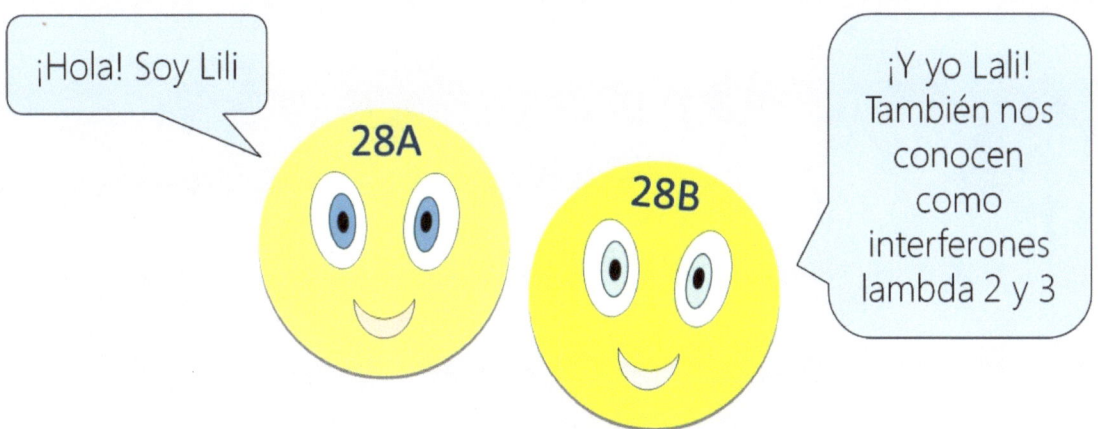

Lili es la interleucina 28A, también conocida como interferón lambda 2 (IFN-λ2). Su hermana Lali es la interleucina 28B (IFN-λ3). Ambas pertenecen a la familia de la IL-10, junto a las interleucinas 10, 19, 20, 22, 24, 26 y 29.

Ambas hermanas ejercen sus acciones fundamentalmente antivirales a través de un receptor conformado por las cadenas IL-28R1 e IL-10R2.

¿Dónde se fabrican?

Lili y Lali son sintetizadas por diversas células, principalmente células dendríticas, en respuesta al ataque de virus, con el fin de potenciar nuestro ejército de defensa TH1. Ambas citocinas son capaces de inhibir la replicación de los virus de la hepatitis B y C, así como estimular la destrucción de células neoplásicas.

Por otro lado, Lili y Lali pueden contribuir al desarrollo de células dendríticas tolerogénicas inductoras de linfocitos T reguladores. También tienen actividad inhibidora sobre el ejército inmune TH2.

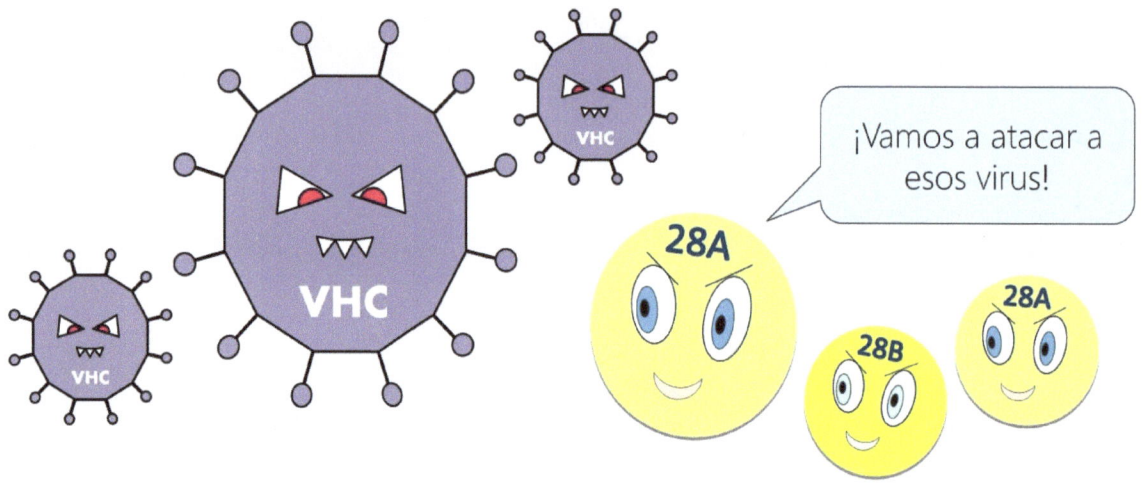

¿Hay personas que no pueden fabricar IL-28 o su receptor?

No se han descrito inmunodeficiencias genéticas por falta de IL-28.

Ciertos polimorfismos en el gen de la IL-28B predicen la respuesta al tratamiento de la hepatitis C con ribavirina más interferón α.

Al conocer sus acciones, deducimos que Lili y Lali tienen potencial terapéutico contra las infecciones virales, tumores malignos y enfermedades alérgicas.

¿Hay personas que fabrican IL-28 en exceso o inapropiadamente?

El exceso de IL-28A o IL-28B puede favorecer el desarrollo de enfermedades autoinmunes como el síndrome de Sjögren.

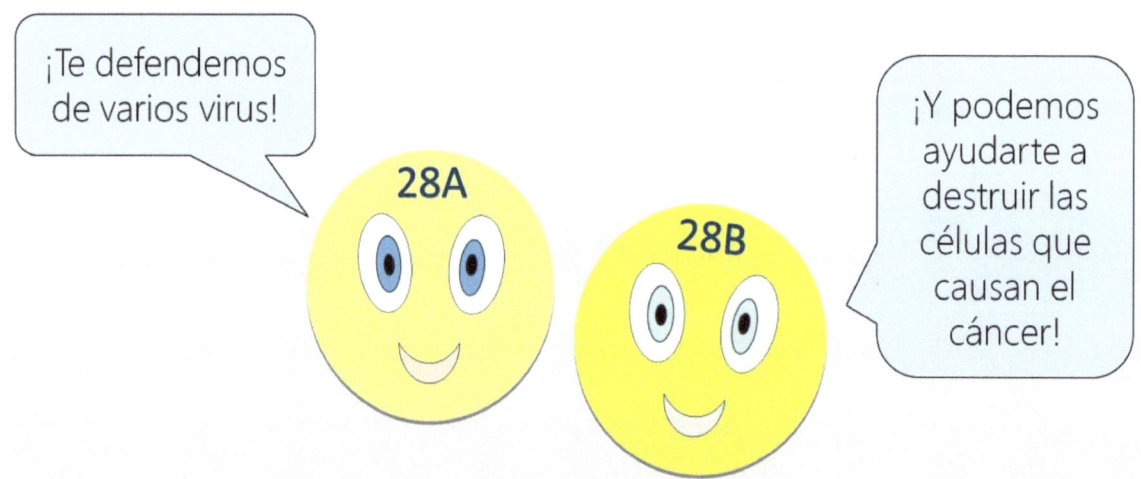

Areli, la interleucina 29

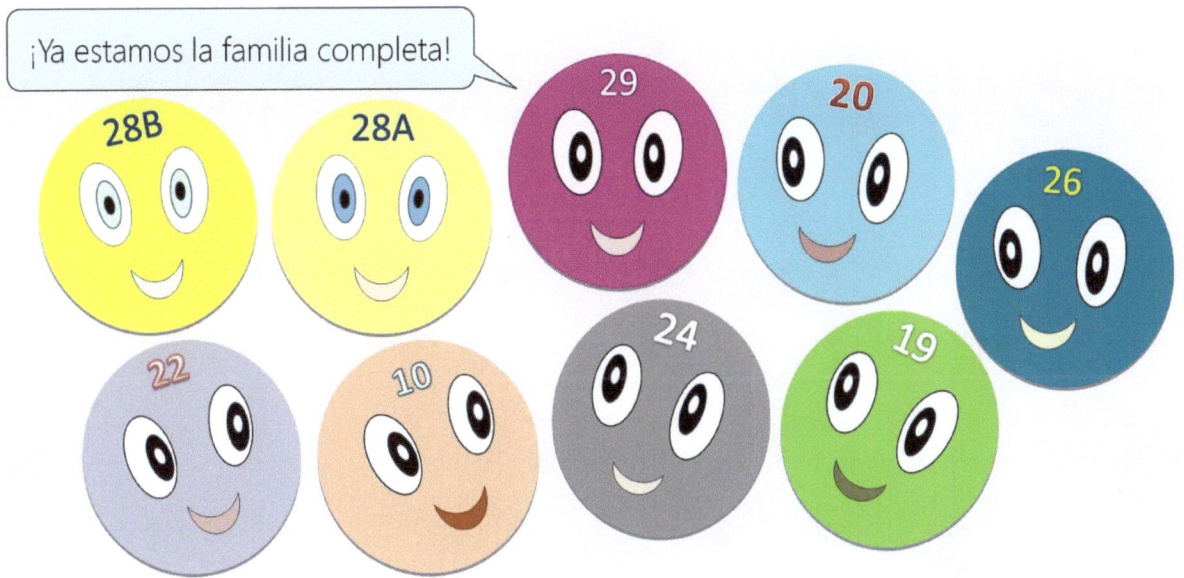

Areli, nuestra linda interleucina 29, también llamada IFN-λ1, completa la familia de los interferones tipo III (interferones lambda) junto a Lili y Lali, las interleucinas 28. Todas ellas cumplen sus funciones a través de un receptor conformado por las cadenas IL-28R1 e IL-10R2.

Areli también es parte de la familia de la IL-10 con las interleucinas 10, 19, 20, 22, 24, 26 y 28.

¿Dónde se fabrica?

Areli es producida por varias células, principalmente células dendríticas, en respuesta al ataque viral, con el objetivo de potenciar nuestro ejército de defensa TH1. Al igual que sus hermanas Lili y Lali, Areli tiene efectos antivirales y antitumorales.

Otras acciones de Areli son contribuir al desarrollo de células dendríticas tolerogénicas e inhibir al ejército inmunitario TH2.

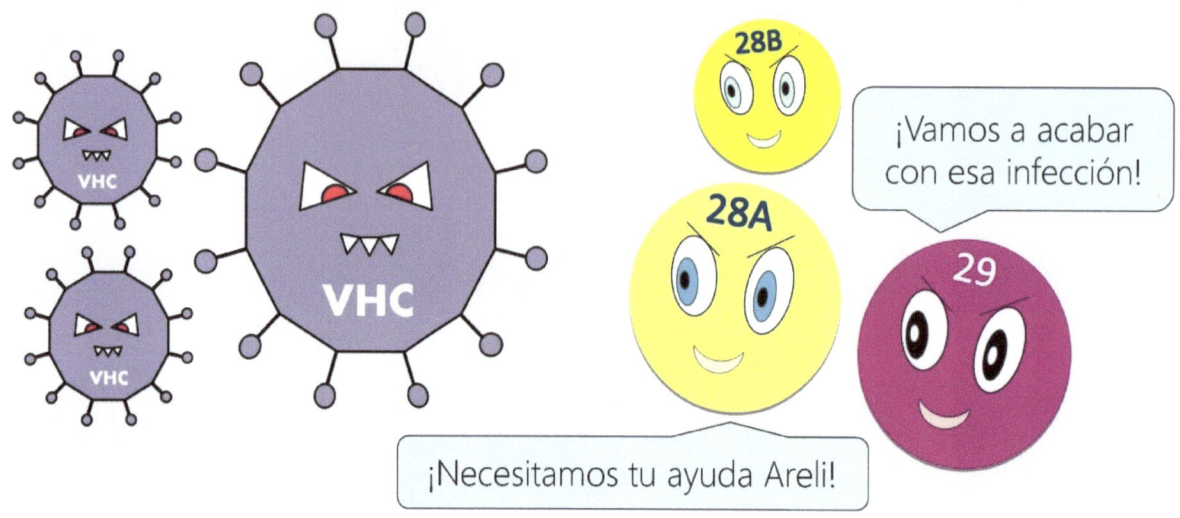

¿Hay personas que no pueden fabricar IL-29?

Hasta la fecha no se han reportado pacientes con defectos clínicamente relevantes en el gen de la IL-29.

El Interferón Lambda-1a pegilado tiene actividad contra el virus de la hepatitis C. Otras potenciales aplicaciones de este fármaco son el cáncer y las alergias severas.

¿Hay personas que fabrican IL-29 en exceso o inapropiadamente?

El exceso de IL-29 puede favorecer el desarrollo de enfermedades autoinmunes como el lupus eritematoso sistémico, la esclerosis múltiple y la artritis reumatoide.

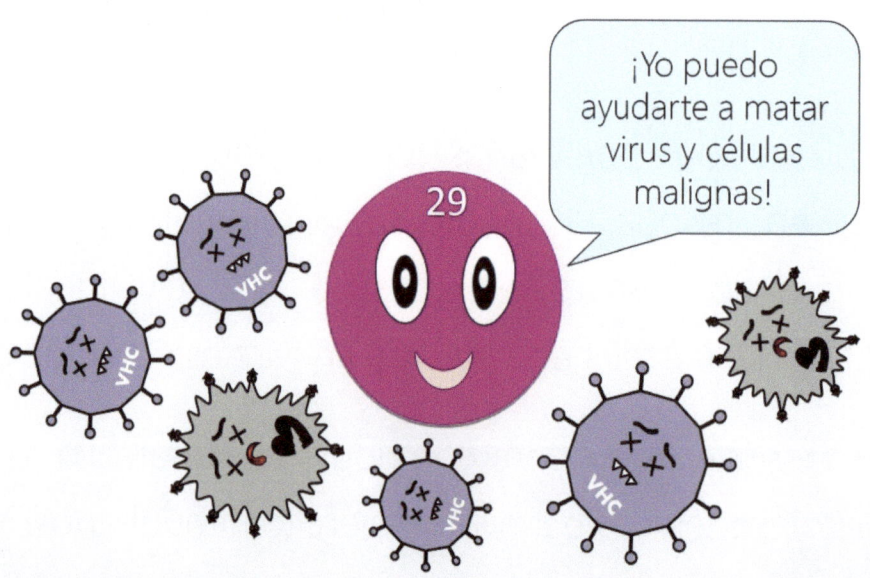

Fanny, la interleucina 30

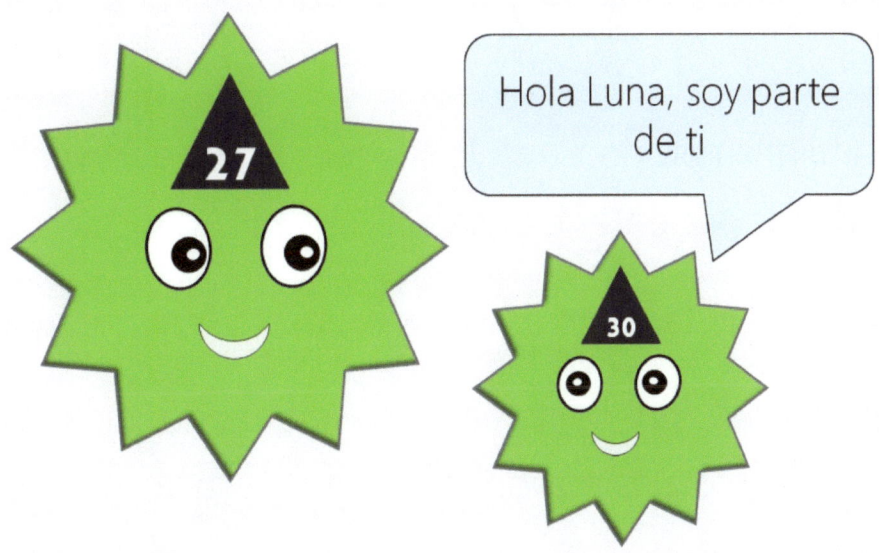

Fanny, nuestra interleucina 30, es la subunidad p28 de Luna, la interleucina 27.

¿Cuáles son sus funciones?

La IL-30 es una potente citocina antiinflamatoria. Su rol más conocido es la prevención y tratamiento del daño hepático inducido por fenómenos inflamatorios.

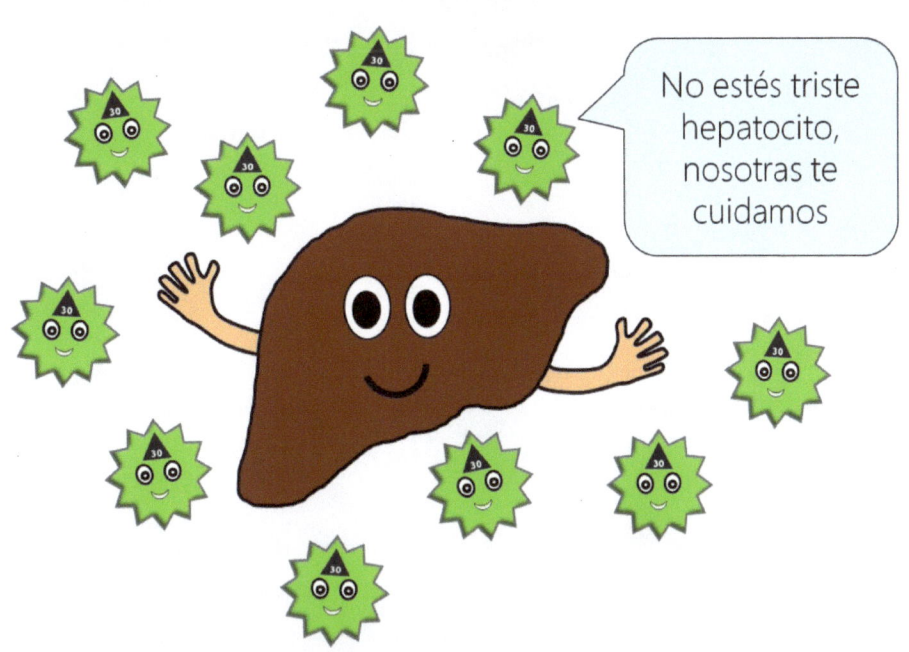

¿Hay personas que no pueden fabricar IL-30 o su receptor?

No se han descrito inmunodeficiencias primarias por ausencia de la interleucina 30.

El efecto antiinflamatorio de la IL-30 puede ser aprovechado para el manejo de los pacientes con sepsis.

¿Hay personas que fabrican IL-30 en exceso o inapropiadamente?

La interleucina 30 puede inhibir el ataque de nuestro sistema inmunitario a las células malignas, siendo un factor de riesgo para la aparición de cáncer.

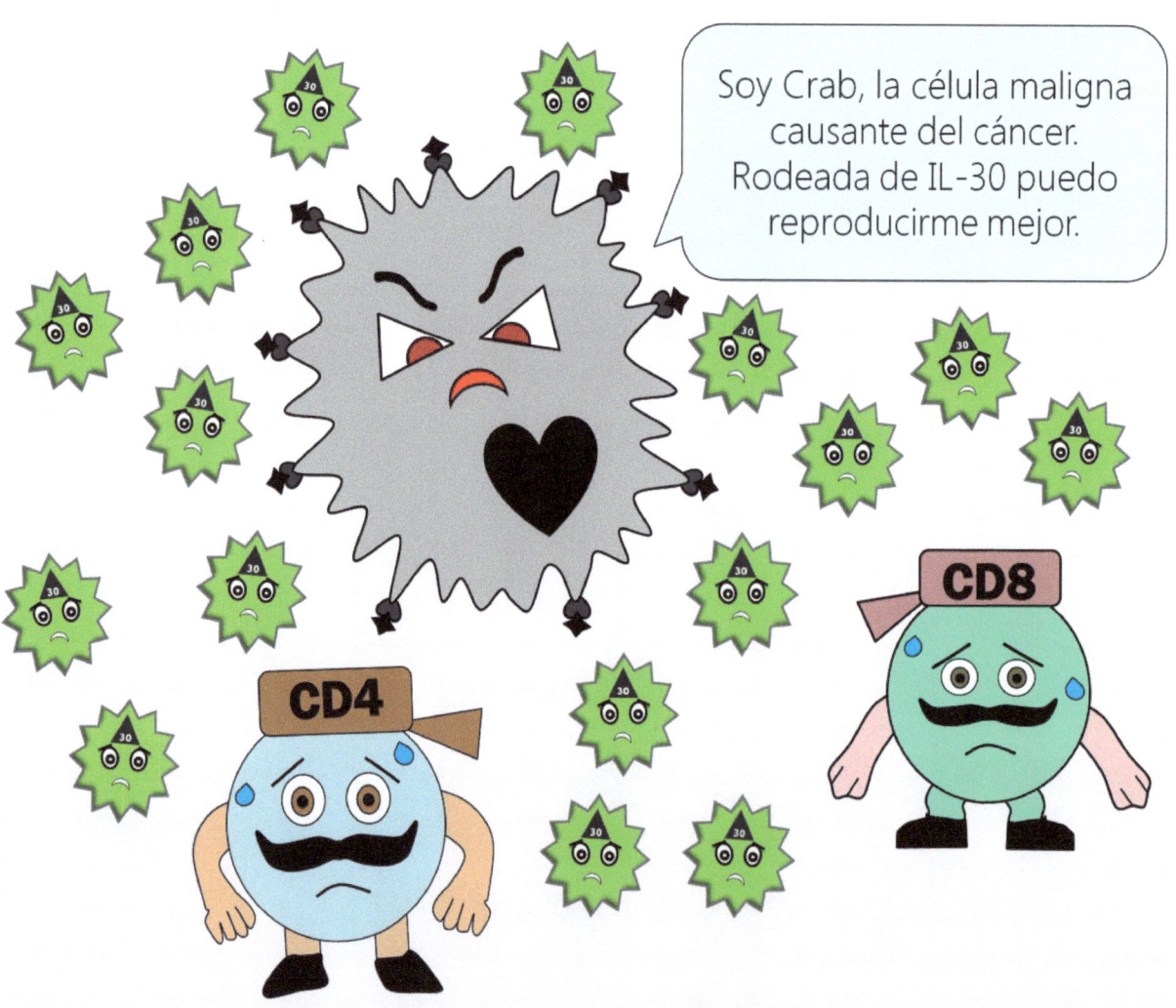

Rachel, la interleucina 31

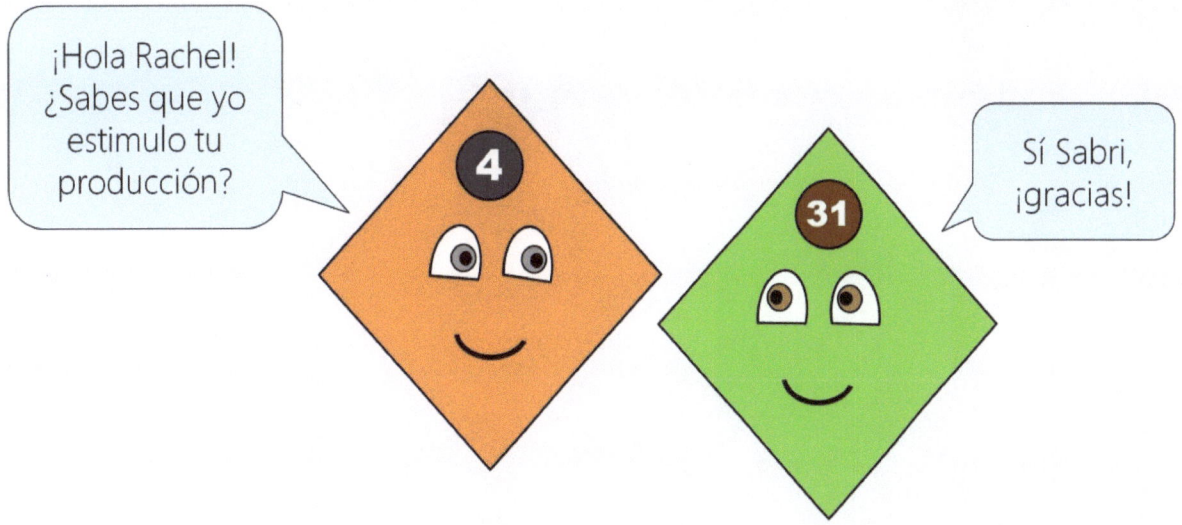

Nuestra amiga Rachel es una citocina inflamatoria TH2 cuyo rol más destacado es la generación de prurito. Su receptor está conformado por dos subunidades: IL-31RA y OSMRβ (oncostatin M receptor β).

¿Dónde se fabrica?

Rachel es sintetizada por linfocitos T activados, tanto CD4 como CD8, especialmente por los comandantes TH2. Su producción es estimulada por la acción de la IL-4. Otras células capaces de fabricar IL-31 son los monocitos, macrófagos, células dendríticas, mastocitos, queratinocitos y fibroblastos.

Rachel tiene diversas acciones que incrementan la inflamación TH2:

- Activa la sensación de prurito actuando sobre sus receptores en las células nerviosas sensoriales periféricas.

- Induce la producción de quimiocinas inflamatorias por eosinófilos y células epiteliales como queratinocitos.

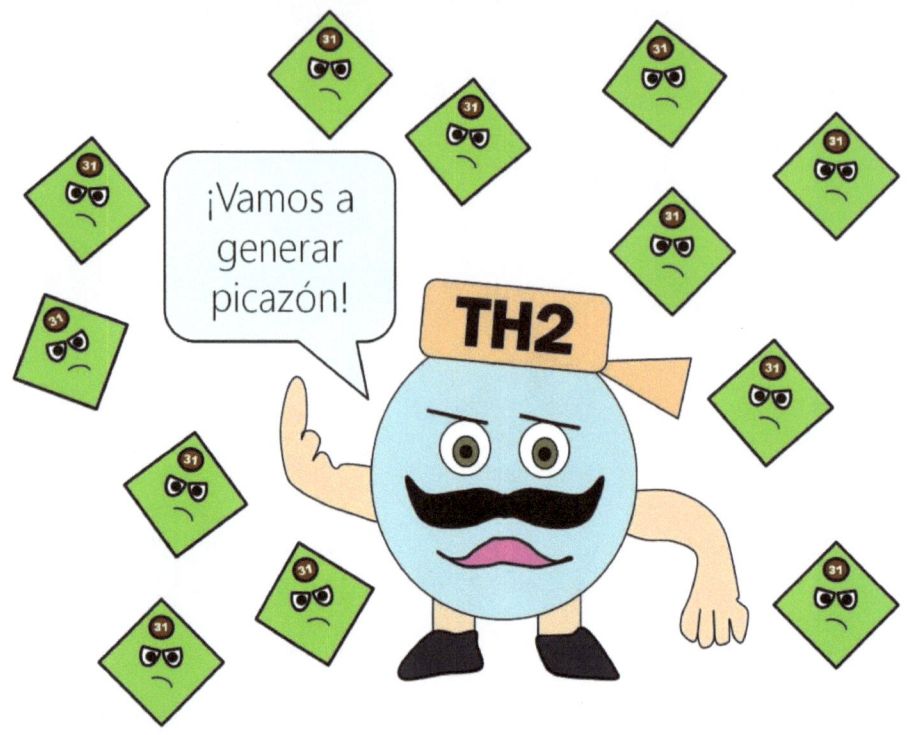

¿Hay personas que no pueden fabricar IL-31?

No se han reportado inmunodeficiencias por falta de IL-31.

¿Hay personas que fabrican IL-31 en exceso o inapropiadamente?

La IL-31 favorece el desarrollo y progresión de enfermedades inflamatorias con prurito (ej. dermatitis atópica y no atópica, dermatitis por contacto, prúrigo, urticaria crónica, mastocitosis).

En los pacientes afectados por estas patologías, la IL-31 es un potencial marcador de severidad, así como un blanco terapéutico.

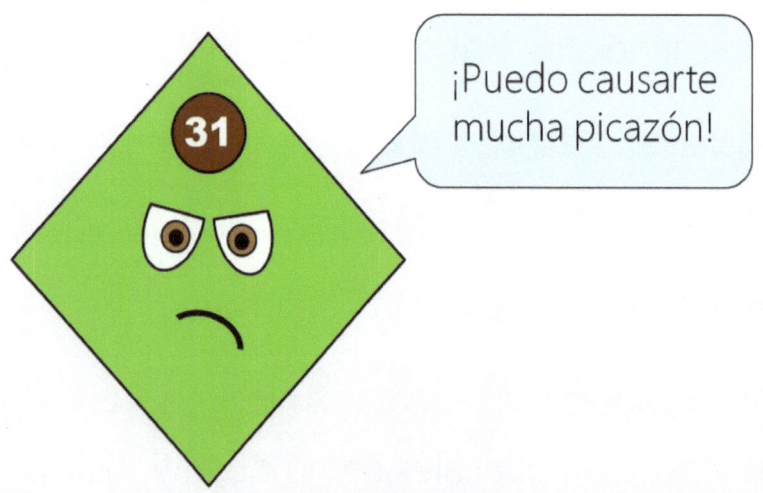

Gabi, la interleucina 32

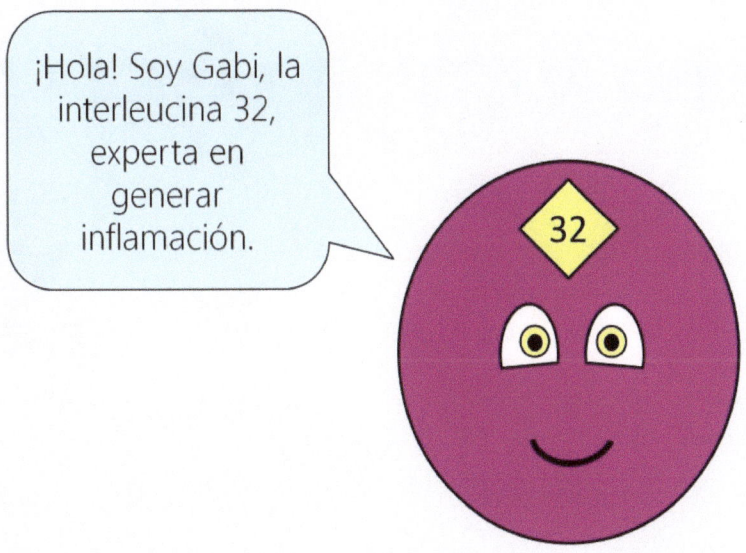

Llegó el momento de conocer a Gabi, nuestra potente interleucina 32. Su acción es proinflamatoria. Hasta la fecha sus receptores no han sido definidos.

¿Dónde se fabrica?

Diversas células son capaces de sintetizar IL-32, incluyendo monocitos, macrófagos, linfocitos NK, linfocitos T y células epiteliales.

Gabi induce la producción de otras citocinas inflamatorias como Silvia nuestra IL-8, Ruth la IL-6 y el factor de necrosis tumoral α (TNF-α). También promueve la apoptosis de células epiteliales y la diferenciación de osteoclastos.

¿Hay personas que no pueden fabricar IL-32?

No se han descrito inmunodeficiencias por ausencia de IL-32.

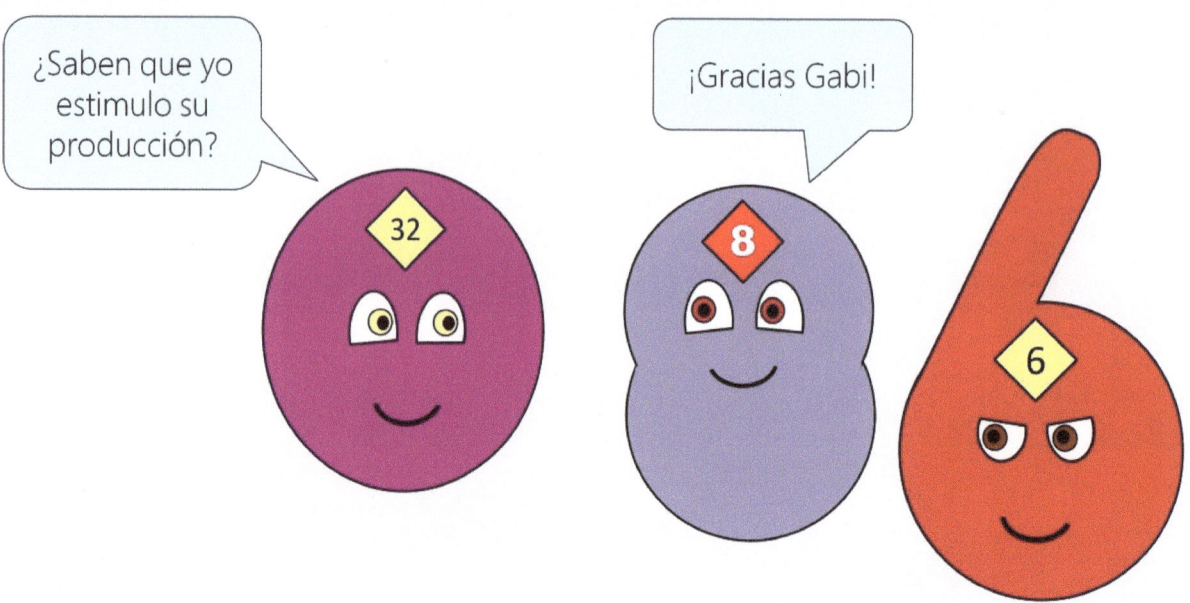

¿Hay personas que fabrican IL-32 en exceso o inapropiadamente?

El exceso de actividad de Gabi en tejidos sanos puede conducir al desarrollo de enfermedades inflamatorias crónicas como la artritis reumatoide, la enfermedad inflamatoria intestinal, la rinosinusitis crónica, la dermatitis atópica y el cáncer.

En estas patologías, La IL-32 puede server como biomarcador de severidad y como blanco terapéutico.

No se han desarrollado anticuerpos monoclonales anti-IL-32 hasta la fecha.

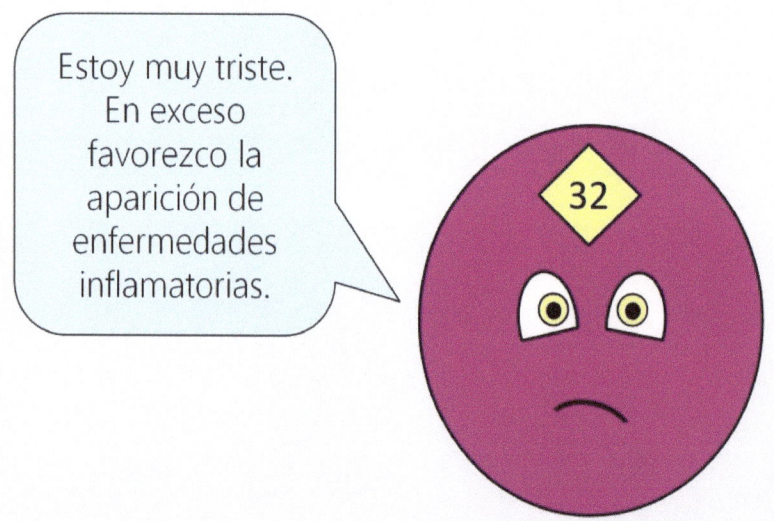

Techi, la interleucina 33

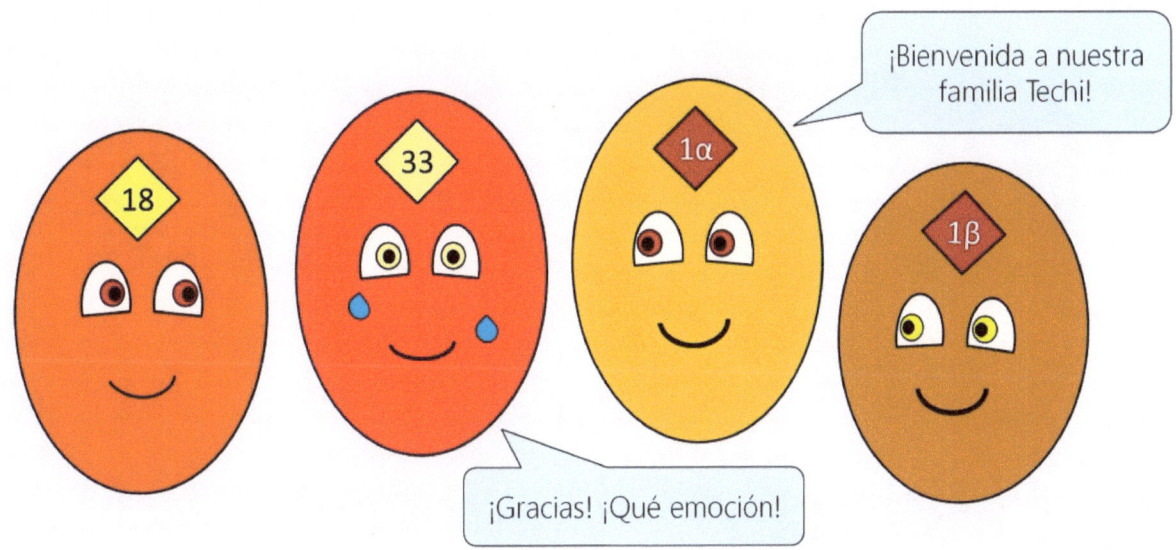

Techi, nuestra IL-33, pertenece a la familia de la IL-1, junto a otras 6 citocinas proinflamatorias (IL-1α, IL-1β, IL-18, IL-36α, IL-36β, IL-36γ) y 4 antiinflamatorias (IL-1Ra, IL-36Ra, IL-37, IL-38).

Techi estimula la inmunidad TH2 a través de su receptor ST2, que también existe en forma soluble como regulador negativo.

¿Dónde se fabrica?

Techi es fabricada por células epiteliales (ej. queratinocitos) y estromales (ej. fibroblastos) en respuesta al daño celular. También es liberada desde células necróticas con el fin de promover inflamación, cumpliendo así su rol de 'alarmina'.

Techi tiene múltiples capacidades inflamatorias: favorece la maduración de células dendríticas proinflamatorias, activa a las células linfoides innatas tipo 2, y promueve la activación de basófilos, eosinófilos y mastocitos.

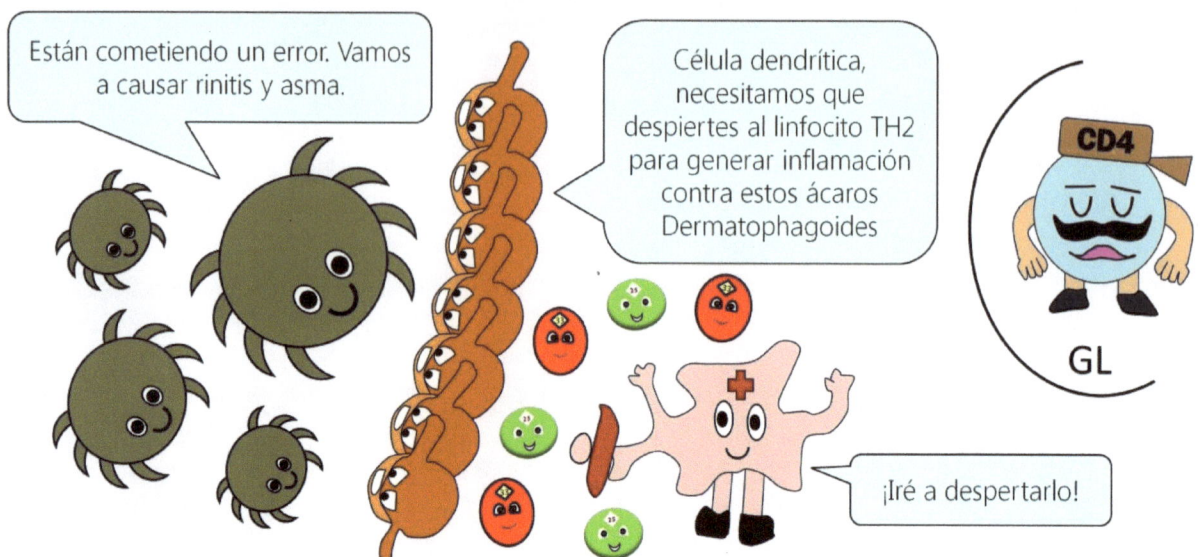

¿Hay personas que no pueden fabricar IL-33?

No se han descrito inmunodeficiencias por ausencia de IL-33.

¿Hay personas que fabrican IL-33 en exceso o inapropiadamente?

El exceso de IL-33, condicionado por polimorfismos genéticos y factores ambientales (ej. virus, humo de cigarro, contaminantes ambientales), favorece el desarrollo de enfermedades inflamatorias como el asma bronquial y la dermatitis atópica.

Ciertas infecciones virales activan el epitelio bronquial y aumentan la producción de las citocinas IL-33, IL-25 y TSLP (linfopoyetina estromal tímica), todas inductoras de una respuesta inmune TH2.

IL-33 puede afectar la función de barrera de la piel al interferir con la expresión de filagrina.

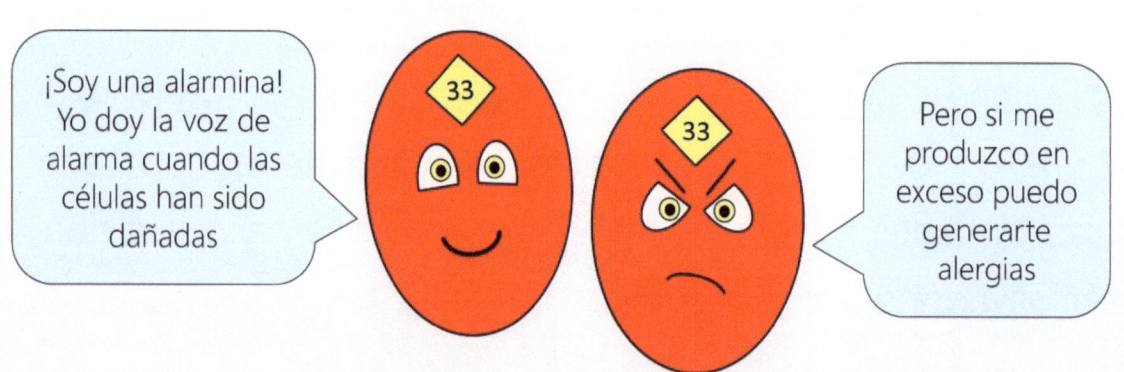

Gina, la interleucina 34

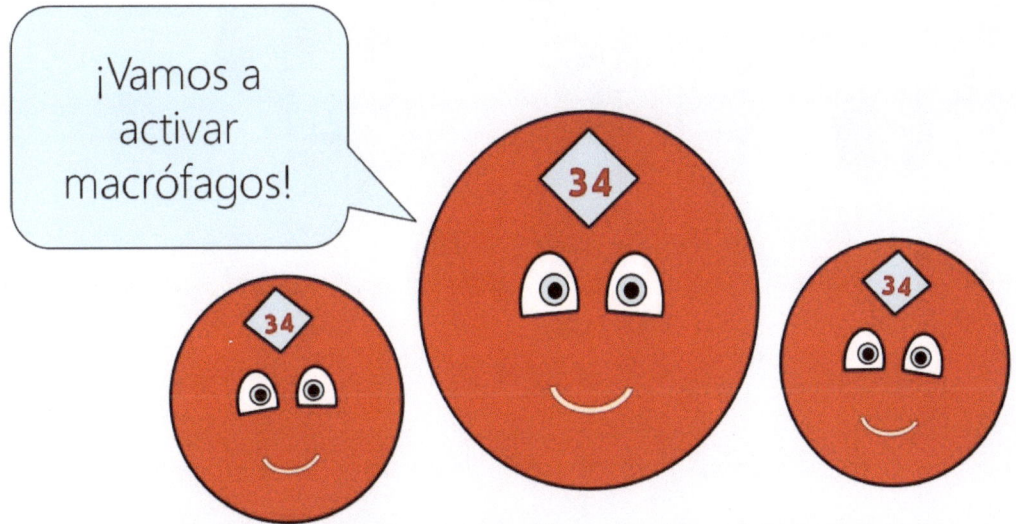

Ahora estudiaremos a Gina, nuestra interleucina 34. Esta citocina proinflamatoria actúa a través de su receptor llamado CSF1R ('colony-stimulating factor 1 receptor' o 'receptor del factor estimulante de colonias 1'). CSF1 es la otra molécula agonista de CSF1R.

¿Dónde se fabrica?

Gina es fabricada en el bazo, hígado, corazón, cerebro, riñones, timo, ovarios, testículos, próstata, piel e intestinos. Promueve la diferenciación, proliferación y supervivencia de monocitos/macrófagos, microglia, osteoclastos y células de Langerhans, favoreciendo así el desarrollo de fenómenos inflamatorios.

¿Hay personas que no pueden fabricar IL-34?

No se han reportado pacientes con inmunodeficiencias primarias por ausencia de IL-34.

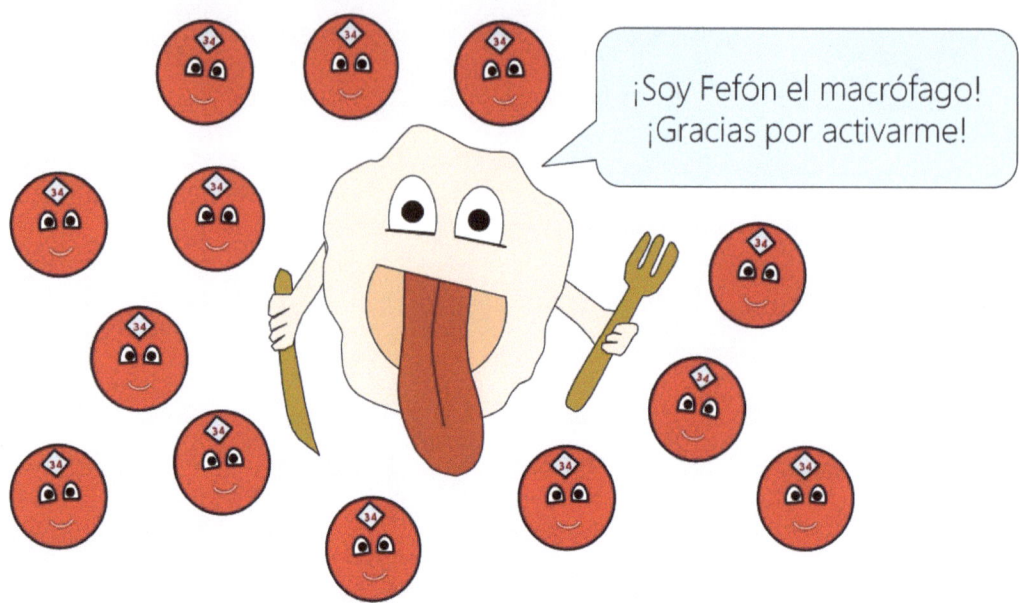

¿Hay personas que fabrican IL-34 en exceso o inapropiadamente?

Un exceso de IL-34 puede favorecer el desarrollo de enfermedades inflamatorias por hiperactivación de monocitos/macrófagos (ej. artritis reumatoide, enfermedad inflamatoria intestinal, sinovitis vellonodular pigmentada).

Cabiralizumab es un anticuerpo anti-CSF1R que bloquea la acción de IL-34 y CSF1, con potencial terapéutico para los pacientes afectados por dichas patologías.

Además, se está estudiando la combinación de Cabiralizumab y Nivolumab (anticuerpo monoclonal anti-PD-1) para el tratamiento de neoplasias. El fundamento de este tratamiento es inhibir el desarrollo de macrófagos protumorales.

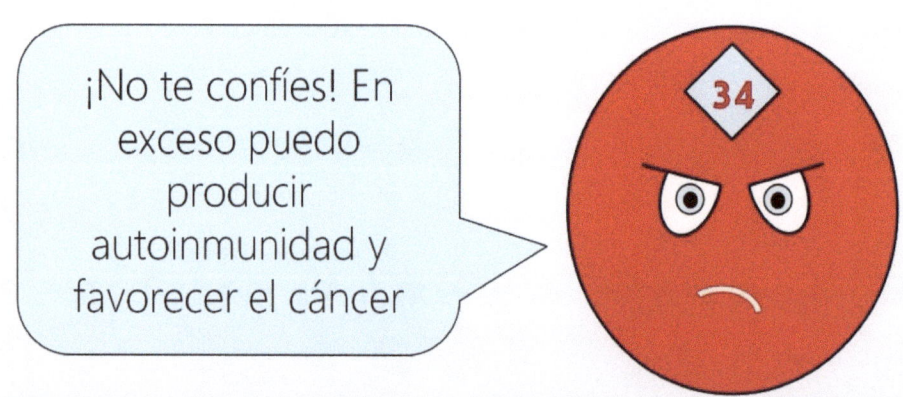

Carla, la interleucina 35

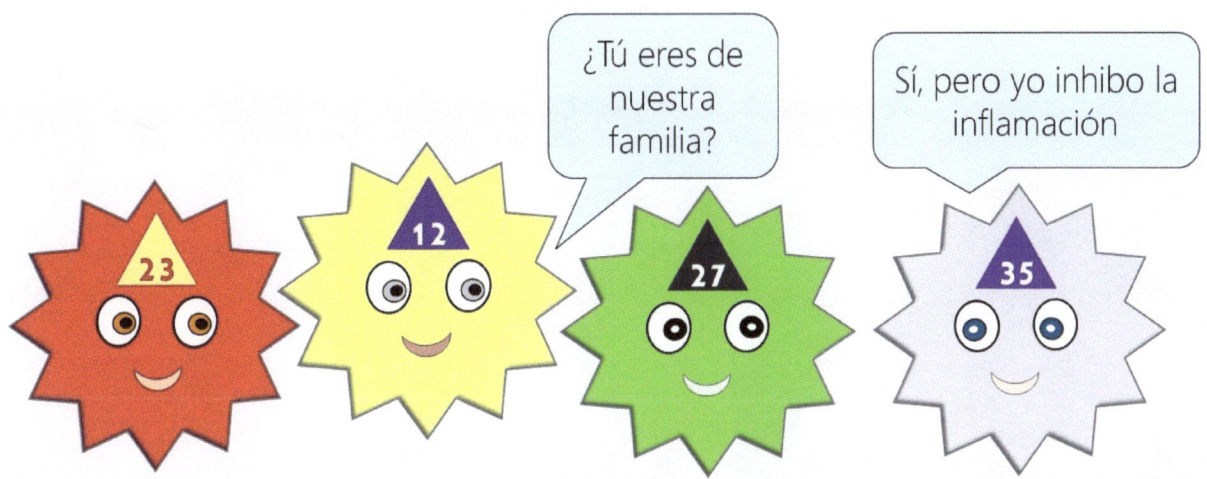

Carla pertenece a la familia de la IL-12, junto a las interleucinas 12, 23 y 27. Sin embargo, a diferencia de sus hermanas, Carla tiene actividad antiinflamatoria.

Carlita tiene 2 subunidades: p35 (también es parte de Bolli, nuestra IL-12) y EBI3 (también conforma a Luna, nuestra IL-27).

Los receptores de Carla están formados por la combinación de las cadenas IL-12Rβ2 y gp130 (IL-12Rβ2/gp130, IL-12Rβ2/IL-12Rβ2, gp130/gp130). No olvidemos que IL-12Rβ2 también es parte del receptor de la IL-12 y que gp130 también conforma a los receptores de nuestras interleucinas 6, 11 y 27.

¿Dónde se fabrica?

Carlita es sintetizada por linfocitos T reguladores, monocitos, células endoteliales y epiteliales. Sus principales acciones son:

- Inhibir a los linfocitos T efectores inflamatorios.

- Inducir la activación de linfocitos T y B reguladores.

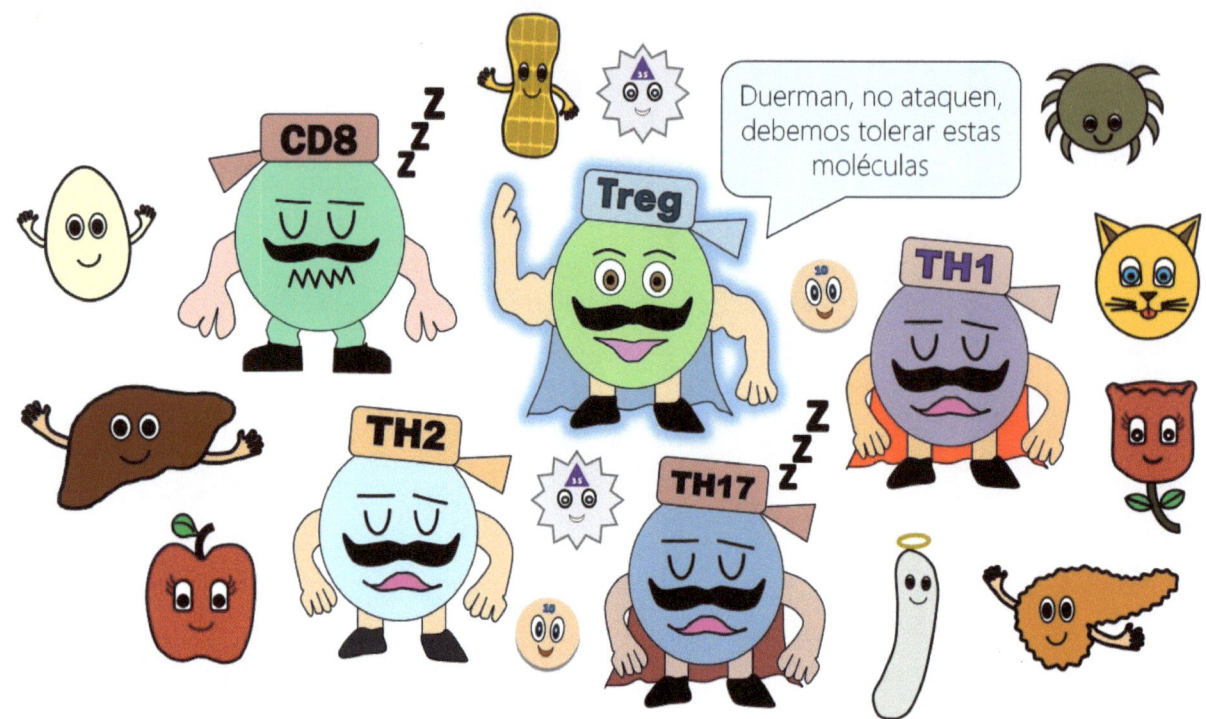

¿Hay personas que no pueden fabricar IL-35 o su receptor?

Los niños que carecen de linfocitos T reguladores padecen autoinmunidad de inicio temprano. Por ejemplo, en el síndrome IPEX (disregulación inmune, poliendocrinopatía autoinmune, enteropatía, ligado al cromosoma X) por ausencia de Foxp3.

La deficiencia local de IL-35 puede condicionar el desarrollo de enfermedades autoinmunes y alérgicas. En estas patologías, el uso de IL-35 recombinante quizás cumpla un rol terapéutico.

¿Hay personas que fabrican IL-35 en exceso o inapropiadamente?

Un exceso de IL-35 puede favorecer la progresión del cáncer.

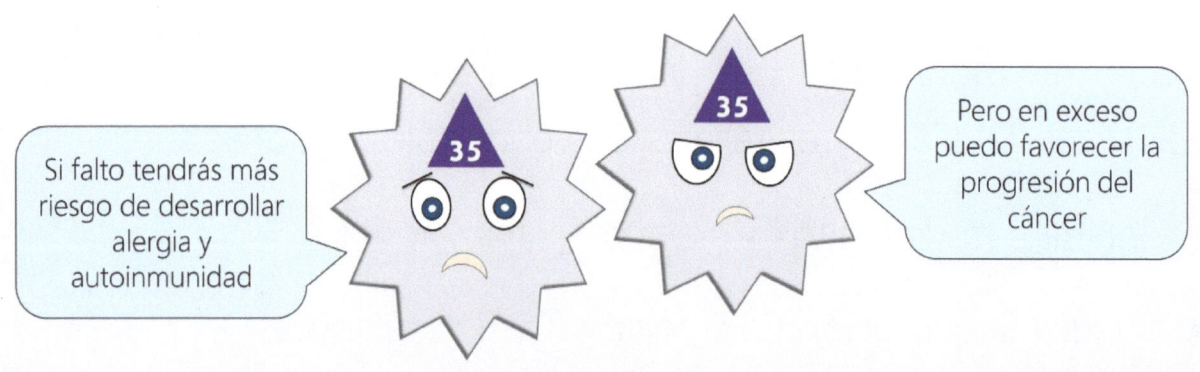

Adela, la IL-36α, y su familia

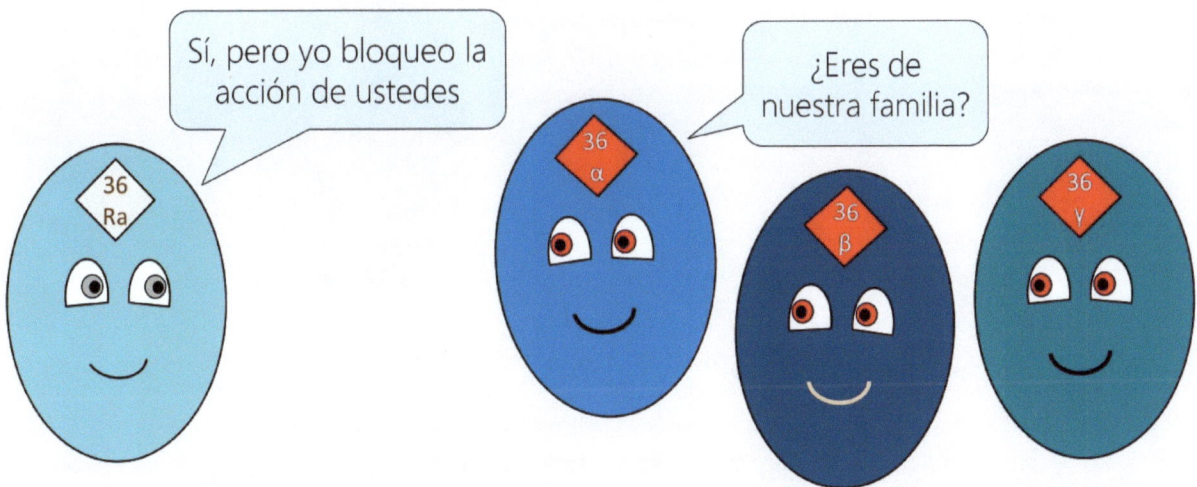

Hay cuatro formas de la interleucina 36: tres tienen actividad inflamatoria (IL-36α, IL-36β, IL-36γ) y una es la antagonista natural (IL-36Ra o antagonista del receptor de la IL-36). Todas ellas pertenecen a la familia de la interleucina 1.

Su receptor está formado por 2 subunidades: IL-36R e IL-1RAP (proteína accesoria del receptor de IL-1).

¿Dónde se fabrica?

Adelita y sus hermanas son fabricadas por células epiteliales y endoteliales, sobre todo en la piel, así como por macrófagos.

Nuestras citocinas IL-36α, IL-36β e IL-36γ son proinflamatorias, induciendo respuestas innatas tempranas luego del daño tisular. Además, favorecen la proliferación de los linfocitos T y su diferenciación hacia linfocitos TH1/TH17.

Por el contrario, IL-36Ra tiene actividad antiinflamatoria al antagonizar la acción de sus hermanas.

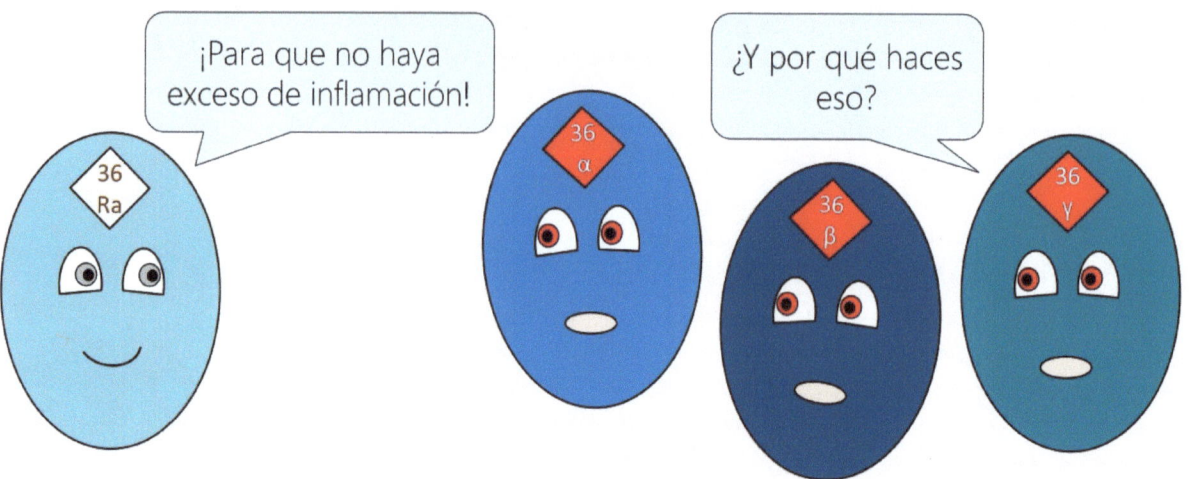

¿Hay personas que no pueden fabricar IL-36 o su receptor?

Existen personas que no pueden fabricar IL-36Ra. La enfermedad resultante se denomina DITRA (Deficiency of the Interleukin 36 Receptor Antagonist), caracterizada por psoriasis pustular generalizada de inicio temprano (fiebre, rash pustular, leucocitosis, elevación de reactantes de fase aguda).

¿Hay personas que fabrican IL-36 en exceso o inapropiadamente?

El exceso de IL-36α, IL-36β o IL-36γ favorece el desarrollo de formas severas de psoriasis.

Los pacientes afectados podrían beneficiarse de terapias biológicas que neutralicen a estas citocinas o a su receptor (ej. ANB019, un anticuerpo monoclonal anti-IL-36R, aún en fase de investigación).

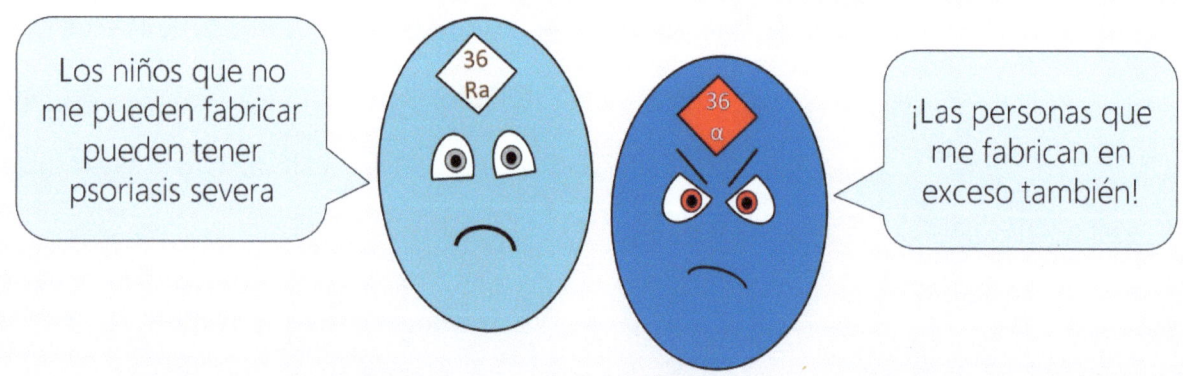

Ethel, la interleucina 37

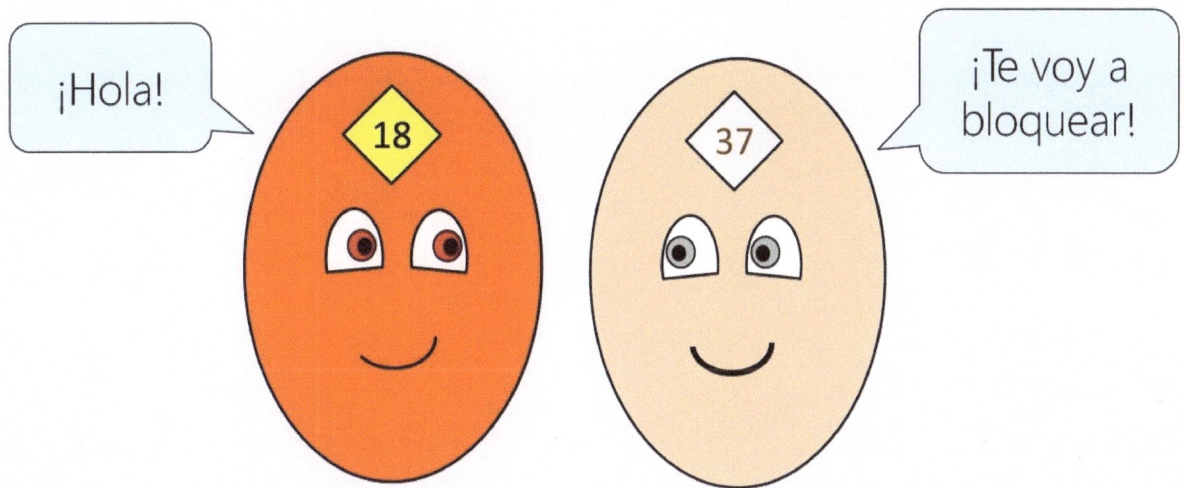

La IL-37 es una citocina antiinflamatoria que antagoniza a la IL-18. No olvidemos que ambas pertenecen a la familia de la interleucina 1, junto a otras citocinas proinflamatorias (IL-1α, IL-1β, IL-33, IL-36α, IL-36β, IL-36γ) y antiinflamatorias (IL-1Ra, IL-36Ra, IL-38).

Ethel ejerce su acción a través de las moléculas IL-18Rα y el componente inhibidor IL-1R8 (Interleukin-1 receptor family member 8).

¿Dónde se fabrica?

Ethel es sintetizada por nuestros monocitos. Además, diversas células tumorales son capaces de producir IL-37, quizás para escapar del ataque del sistema inmunitario.

Ethel tiene acciones antiinflamatorias, que incluyen:

- Antagonismo de la IL-18.
- Inhibición de las células dendríticas.

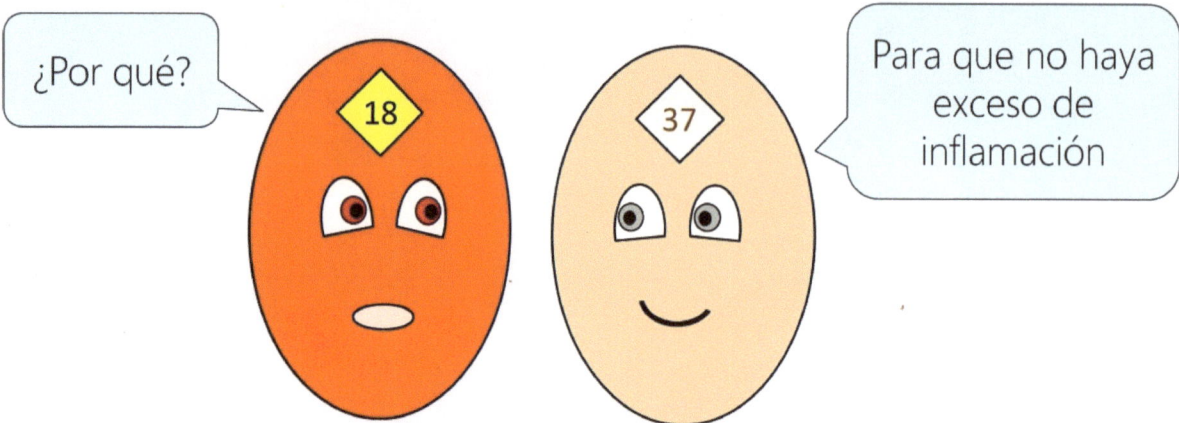

¿Hay personas que no pueden fabricar IL-37 o su receptor?

La disminución local de IL-37 podría favorecer el desarrollo de enfermedades inflamatorias como la artritis reumatoide, la espondilitis anquilosante y el lupus eritematoso sistémico.

Los pacientes afectados por estas patologías se beneficiarían con el uso de IL-37 recombinante humana.

¿Hay personas que fabrican IL-37 en exceso o inapropiadamente?

El exceso local de IL-37 podría ser un factor de riesgo para el desarrollo de infecciones (ej. tuberculosis) y para la expansión de células tumorales (ej. carcinoma de células escamosas). También se ha descrito un rol proangiogénico en la retinopatía proliferativa.

Sin embargo, también se ha reportado que Ethel puede tener efecto antitumoral al inhibir la angiogénesis.

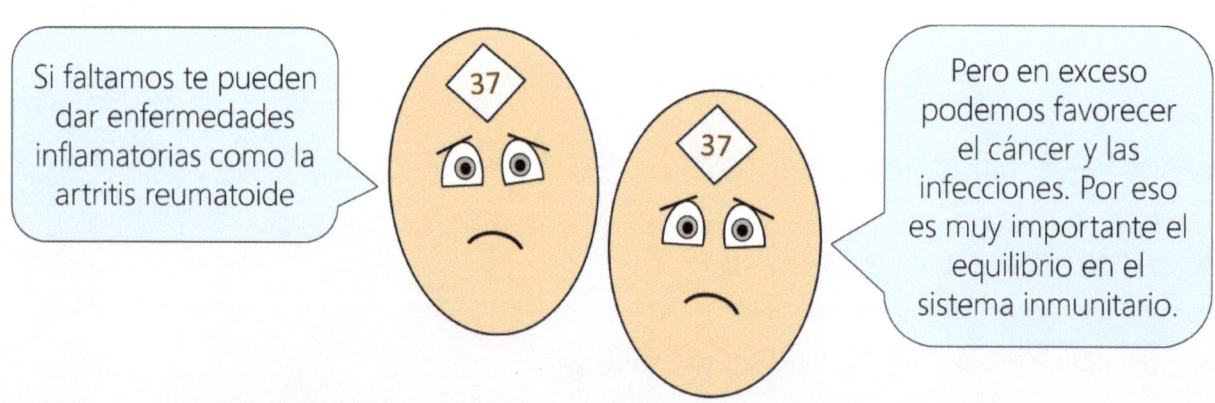

Gladys, la interleucina 38

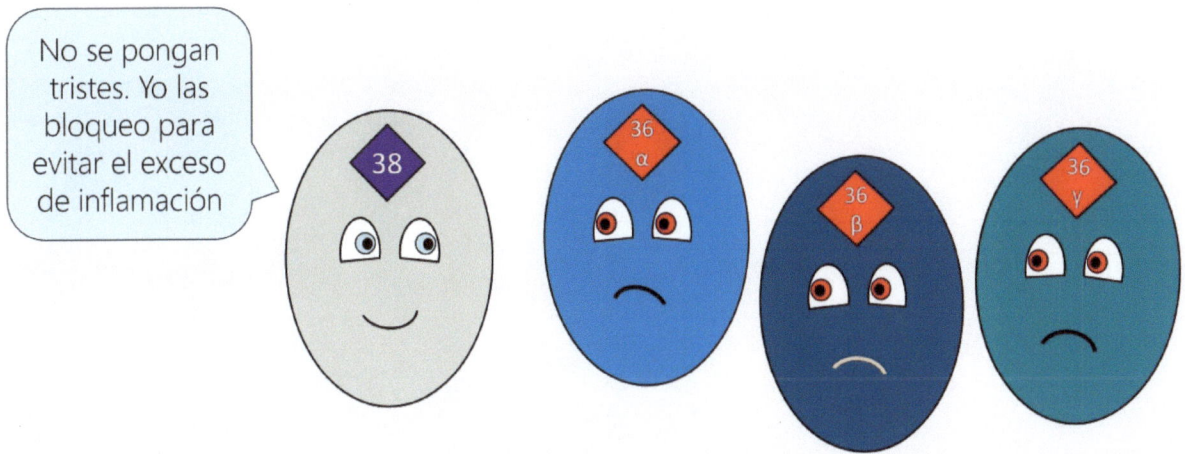

¡Démosle la bienvenida a Gladys, nuestra interleucina 38! Al igual que su hermana Ethel, Gladys es una citocina antiinflamatoria. Nuestra interleucina 38 completa los 11 miembros de la familia de la interleucina 1 (IL-1α, IL-1β, IL-1Ra, IL-18, IL-33, IL-36α, IL-36β, IL-36γ, IL-36Ra, IL-37, IL-38).

Gladys ejerce sus acciones a través de IL-36R y, en menor grado, mediante IL-1R1 (receptor de la interleucina 1 tipo 1).

¿Dónde se fabrica?

La interleucina 38 se sintetiza en varios tejidos como la piel, bazo, placenta, timo, amígdalas y glándulas salivales.

Gladys, cuya estructura es similar a las moléculas IL-1Ra e IL-36Ra, tiene las siguientes acciones antiinflamatorias:

- Antagoniza la acción inflamatoria de la IL-36.

- Inhibe la activación de nuestro ejército TH17, incluyendo la producción de IL-17, IL-22 e IL-8.

- Es liberada por células apoptóticas para limitar la respuesta inflamatoria de los macrófagos.

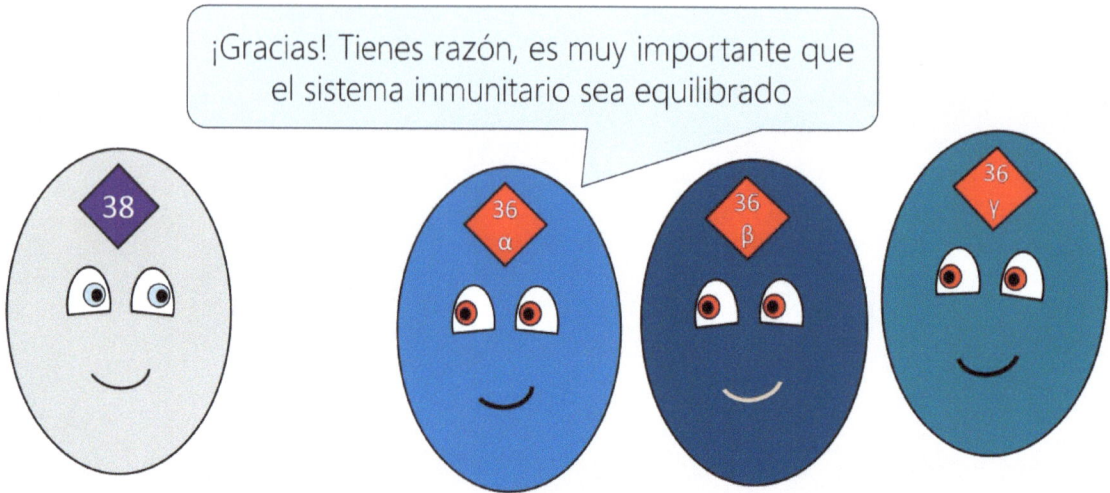

¿Hay personas que no pueden fabricar IL-38 o su receptor?

Polimorfismos genéticos que reduzcan la síntesis o actividad de la IL-38 podrían favorecer el desarrollo de enfermedades inflamatorias (ej. artritis reumatoide, lupus eritematoso sistémico).

La IL-38 recombinante tiene un potencial rol terapéutico para estas patologías.

¿Hay personas que fabrican IL-38 en exceso o inapropiadamente?

Dado su efecto inmunosupresor, el exceso local de IL-38 podría favorecer el desarrollo de infecciones y cáncer.

Se ha descrito que niveles elevados de IL-38 pueden predecir una mejor respuesta a telbivudina en pacientes con hepatitis B crónica.

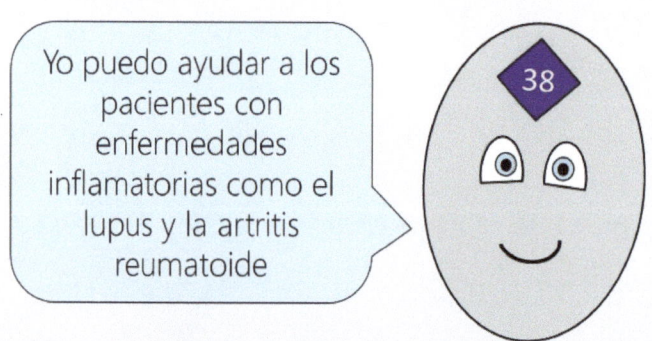

En este libro hemos aprendido sobre el rol de las interleucinas en la función normal de nuestro sistema inmunitario y en las distintas enfermedades inmunológicas (inmunodeficiencias, autoinmunidad, alergias, autoinflamación y neoplasias).

No se pierdan nuestros siguientes libros educativos, donde seguiremos aprendiendo sobre el fantástico mundo de la Inmunología.

Dr. Juan Carlos Aldave Becerra
Médico Inmunólogo Alergólogo

Colaboradores:

- Dr. Juan Félix Aldave Pita.
- Bertha Alicia Becerra Sánchez.
- Ana Ponce de León Camahualí.

Auspiciadores:

- Jeffrey Modell Foundation.
- Luke Society International.

*"Porque de tal manera amó Dios al mundo, que ha dado a su hijo unigénito, para que todo aquél que en Él cree, no se pierda, sino que tenga vida eterna". **Juan 3:16***

10 Señales de Peligro de la Inmunodeficiencia Primaria

La inmunodeficiencia primaria (Primary Immunodeficiency, PI) hace que los niños y los adultos tengan infecciones que reaparecen con frecuencia y que son inusualmente difíciles de curar. 1:500 personas están afectadas por una de las inmunodeficiencias primarias conocidas.

Si usted o alguien a quien usted conoce está afectado por dos o más de las siguientes señales de peligro, hable con un médico acerca de la posible presencia de la inmunodeficiencia primaria subyacente.

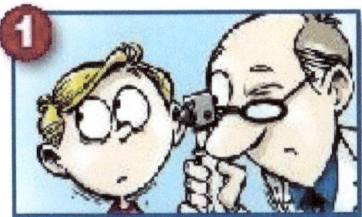
1. Cuatro o más infecciones de oídos nuevas en un año.

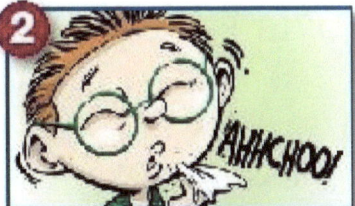
2. Dos o más infecciones de senos paranasales graves en un año.

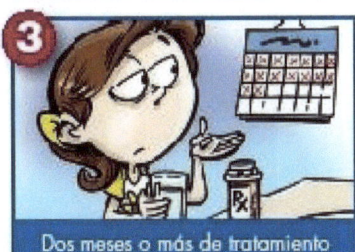
3. Dos meses o más de tratamiento con antibióticos con escaso efecto.

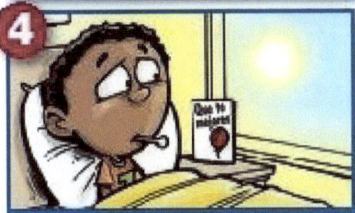
4. Dos neumonías o más en un año.

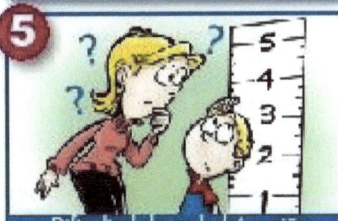
5. Dificultad de un bebé o niño pequeño para aumentar de peso y crecer normalmente.

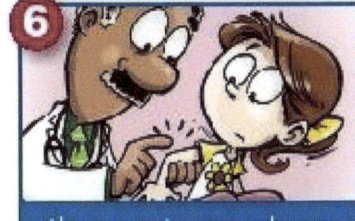
6. Abscesos en órganos o abscesos cutáneos profundos recurrentes.

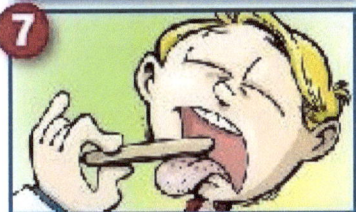
7. Aftas persistentes en la boca o infecciones micóticas en la piel.

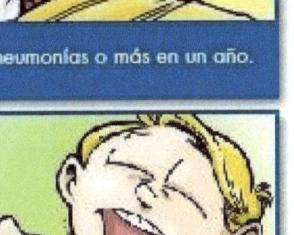
8. Necesidad de recibir antibióticos intravenosos para eliminar las infecciones.

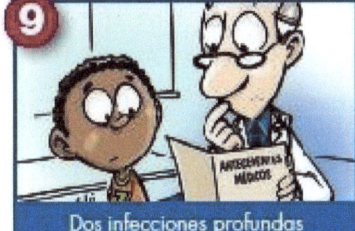
9. Dos infecciones profundas o más, incluida la septicemia.

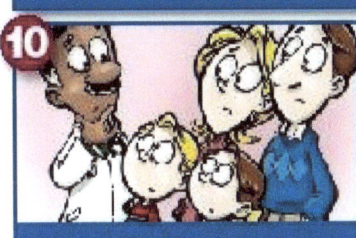
10. Antecedentes familiares de PI.

"Estos signos de alarma han sido desarrollados por The Jeffrey Modell Foundation Medical Advisory Board. Se recomienda la consulta médica con expertos en Inmunodeficiencias Primarias.
©2013 Jeffrey Modell Foundation"

www.INFO4PI.org

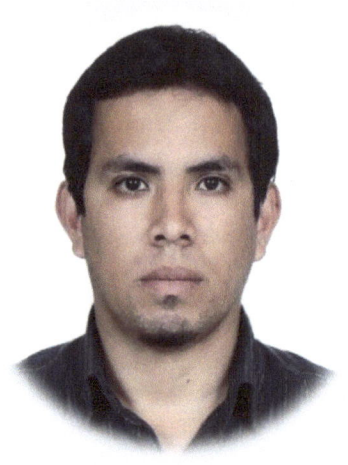

Dr. Juan Carlos Aldave Becerra
Médico Inmunólogo Alergólogo

"El funcionamiento adecuado de nuestro sistema inmunitario es esencial para la vida. El propósito de esta colección de libros es que todos conozcamos el fantástico mundo de la Inmunología".

Colección: Inmunología Divertida para Salvar Vidas
(Ediciones en Español e Inglés)

- Libro 1: Los Inmunocitos
- Libro 2: El ejército TH17 contra la Candida
- Libro 3: El ejército TH1 contra los Micos
- Libro 4: El ejército TH2 contra los gusanos
- Libro 5: La batalla contra el Neumococo
- Libro 6: Los Inmunocitos contra el cáncer
- Libro 7: T reguladores: controlando el ejército
- Libro 8: Cuando los Inmunocitos se enferman…
- Libro 9: Cuando los Inmunocitos se vuelven locos…
- Libro 10: Los Inmunocitos y el trasplante
- Libro 11: La armadura del Inmunocito Félix
- Libro 12: Las Interleucinas

Contacto con el Autor:
Jirón Domingo Cueto 371, Of. 301, Lince, LIMA 14
Lima, Perú
Telf: 948-323-720
 988-689-472
jucapul_84@hotmail.com
funny.immunology@gmail.com
www.alergomed.org/inmunocitos

www.ingramcontent.com/pod-product-compliance
Lightning Source LLC
Chambersburg PA
CBHW041314180526
45172CB00004B/1090